Umgang mit Ärzten

Den richtigen Arzt finden

Diagnose, Therapie, Infos im Web

Arztgespräch, Krankenhaus, Patientenrechte

Verein für Konsumenteninformation (Hrsg.)
Elisabeth Tschachler

Umgang mit Ärzten

Impressum

Herausgeber
Verein für Konsumenteninformation (VKI)
Mariahilfer Straße 81, A-1060 Wien
ZVR-Zahl 389759993
Tel. 01 588 77-0, Fax 01 588 77-73, E-Mail: konsument@vki.at
www.konsument.at

Geschäftsführer
Ing. Franz Floss
Dr. Josef Kubitschek

Autorin
Elisabeth Tschachler

Lektorat
Doris Vajasdi

Produktion
Günter Hoy
Edwin Würth

Foto Umschlag
kurhan/Shutterstock.com

Druck
Holzhausen Druck GmbH, 1140 Wien

Stand
März 2013

Einzelbestellung VKI
KONSUMENT, Kundenservice
Mariahilfer Straße 81, A-1060 Wien
Tel. 01 588 774, Fax 01 588 77-72
E-Mail: kundenservice@konsument.at

Wir sind bemüht, so weit wie möglich geschlechtsneutrale Formulierungen zu verwenden. Wo uns dies nicht gelingt, gelten die entsprechenden Begriffe im Sinne der Gleichbehandlung grundsätzlich für beide Geschlechter.

Bibliografische Information der Deutschen Nationalbibliothek
Die Deutsche Nationalbibliothek verzeichnet diese Publikation in der Deutschen Nationalbibliografie; detaillierte bibliografische Daten sind im Internet über http://dnb.d-nb.de abrufbar.

Verein für
Konsumenteninformation
ISBN 978-3-99013-022-3

€ 14,90

Zu diesem Buch

Vertrauen – das ist eines jener Worte, die während der Recherche zu diesem Buch am häufigsten von Ärzten zu hören waren. „Ich wünsche mir, dass die Patienten mir vertrauen", „... dass mein Bemühen respektiert wird". Aber auch: „Ich genieße viele interessante Begegnungen." Oder: „Das ist das Spannende an meinem Job: Menschen, Menschen, Menschen." Denn das Zusammentreffen von Arzt und Patient ist vor allem das: eine Begegnung zwischen Menschen. Die hat sich allerdings grundsätzlich gewandelt. Was mussten sie schon alles sein, die Patienten: jahrhundertelang vor allem gläubig, was die nicht selten mit einem gewissen Brimborium praktizierte Kunst der Heilkundigen betraf.

Wenngleich auch heutzutage eine gewisse Portion Glaube ans Gesundwerden nicht schadet, ist doch vieles anders geworden. Götter in Weiß gibt es nicht mehr – zumindest sind sie nicht mehr die Hauptvertreter des ärztlichen Berufsstandes. Herrschte vor 50 Jahren noch der medizinische Paternalismus, der den Patienten bevormundete und ihm diktierte, was er für seine Gesundheit zu tun hatte, so war der Patient ab den 1970er-Jahren zumindest „informiert". Er musste seine Einwilligung für die Behandlung geben – zum rechtlichen Schutz der Doktoren. Ein Jahrzehnt später war plötzlich von Patientenrechten die Rede. Der „mündige" Patient trat in den Ordinationsraum, er wollte Mitsprache, wenn es um seine Gesundheit ging. Wiederum zehn Jahre später bemühten sich Selbsthilfeorganisationen und Patientenanwaltschaften darum, ein Partnerschaftsmodell zwischen Arzt und Patient zu etablieren, in dem beide gemeinsam eine Entscheidung über Diagnose und Behandlung treffen. In den letzten Jahren ist aus diesem „autonomen" Patienten der „kompetente" geworden, der Mit-Verantwortung für seine Gesundheit trägt. So steht es zumindest in den Papieren jener internationalen Organisationen, die Menschen gesünder machen wollen. Nicht alles davon ist Realität, aber doch einiges.

Und was bedeutet das für den Einzelnen? Zu allererst bedeutet es, zu wissen, welchen der tagtäglich auf uns hereinprasselnden Gesundheitsinformationen man trauen kann. Nicht jeder Bauchschmerz ist der nahende Blinddarmdurchbruch, und nicht jedes lautstark beworbene Wundermittel hilft tatsächlich. Wer weiß, wie und wo er sich informieren kann, versteht seinen Arzt besser. Außerdem geht es darum, den richtigen Arzt zu finden und gemeinsam mit ihm die passende Entscheidung für die eigene Gesundheit zu treffen. Schließlich muss man auch wissen, wie Selbsthilfegruppen helfen können und was zu tun ist, wenn der Verdacht besteht, dass eine Behandlung mehr geschadet als genützt hat. Bei all dem will dieses Buch helfen.

Elisabeth Tschachler

Inhalt

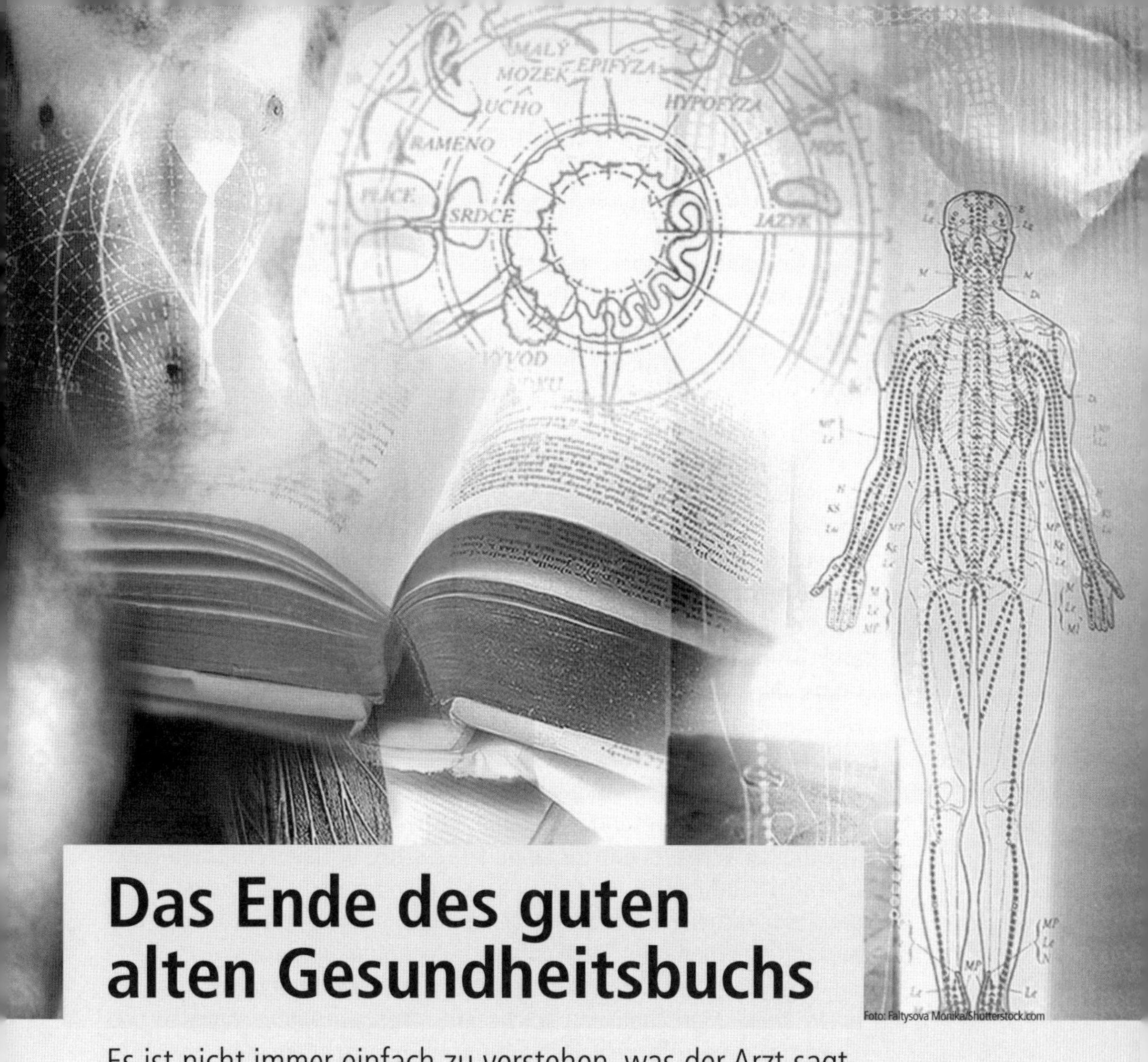

Foto: Faltysova Monika/Shutterstock.com

Das Ende des guten alten Gesundheitsbuchs

Es ist nicht immer einfach zu verstehen, was der Arzt sagt. Früher gab es in jedem Haushalt ein Medizinlexikon, in dem bei Bedarf Symptome und Behandlung von kleineren und größeren Wehwehchen nachgeschlagen wurden. Heute gibt es das Internet, und jede Zeitung hat eine Gesundheitsseite. Aber wie erkennt man, ob die Informationen seriös sind? Und wissen Ärzte alles?

Die Ergebnisse der Studie in acht EU-Staaten machten heimische Gesundheitspolitiker nicht gerade glücklich: Zwar sieht es mit dem Wissen über Gesundheit in den meisten anderen europäischen Ländern auch nicht rosig aus, doch die Österreicher schneiden besonders schlecht ab.

Mangelnde Gesundheitskompetenz

„Health Literacy" nennen Fachleute dieses Wissen um gesundheitsrelevante Themen. Es bildet den Grundstock dafür, zu verstehen, was der Arzt sagt, und im Krankheitsfall die richtigen Entscheidungen zu treffen. Es trägt aber auch insgesamt dazu bei, auf Körper und Seele zu achten. Den Stand dieser Gesundheitskompetenz hat das mittlerweile preisgekrönte europäische Health Literacy Project erhoben und die Resultate im Sommer 2012 präsentiert. „47 Prozent der Menschen haben eine unzureichende oder problematische Gesundheitskompetenz. Sie haben also Probleme damit, Gesundheitsinformationen zu verstehen, zu beurteilen, sie auf gesundheitsbezogene Entscheidungen im Alltag anzuwenden und Gesundheitsangebote in adäquater Weise in Anspruch zu nehmen", fasste die Projektkoordinatorin Kristine Sørensen von der Universität Maastricht anlässlich der Präsentation der Daten zusammen.

Der Unterschied zwischen Wissen und Nichtwissen macht sich beispielsweise darin bemerkbar, dass in den Niederlanden – dem Land mit der höchsten Gesundheitskompetenz – fast jeder Zweite täglich in irgendeiner Weise etwas für seine Fitness tut, in Österreich bloß jeder Zehnte. Und dadurch, dass Frauen und Männer, deren Wissensstand in gesundheitlichen Fragen gering ist, häufiger chronisch krank werden und auch öfter stationär im Krankenhaus aufgenommen werden.

Insgesamt hat die Unkenntnis in Gesundheitsbelangen, die vor allem ältere Menschen und solche mit niedrigem Bildungsniveau und Einkommen betrifft, weitreichende Konsequenzen. Für den Einzelnen ebenso wie für das gesamte Gesundheitswesen. So weiß jeder dritte

Zahlreiche Nachteile

Österreicher/jede dritte Österreicherin nicht, was in einem medizinischen Notfall zu tun ist. 22 Prozent haben Schwierigkeiten damit, zu verstehen, was der Doktor zu ihnen sagt. Für 37,5 Prozent sind Beipackzettel von Arzneimitteln ein Buch mit sieben Siegeln. Mehr als die Hälfte wird aus den Vor- und Nachteilen verschiedener Behandlungsmöglichkeiten nicht schlau. Und zwei Drittel können nicht beurteilen, ob die Gesundheitsinformationen aus Zeitungen, Fernsehen oder Internet richtig sind oder nicht (HLS-EU Consortium 2012).

(Miss-)Information aus den Medien

Das ist umso erstaunlicher, als über das breit gefächerte Thema Gesundheit permanent alle reden.

In Österreich schreiben und berichten rund 450 Journalisten je nach Medium täglich, wöchentlich oder monatlich darüber. Kaum eine Zeitung, Zeitschrift oder Fernsehstation kommt ohne Extraseiten oder -beilagen und eigene Sendungen aus, die sich mit dem leiblichen und seelischen Wohl oder Weh beschäftigen. Doch zuweilen wird damit mehr Verwirrung gestiftet als hieb- und stichfeste Information geliefert.

Allgegenwärtiges Thema Gesundheit

Eine nicht unbedeutende Gratiszeitung in Wien titelte im Februar 2011: „600 Krebs-Tote, weil Staat spart" (Peterthalner 2011). Anlass war das geplante organisierte Brustkrebs-Screening. Es besteht darin, dass Frauen zwischen 45 und 69 Jahren nicht mehr nur dann zur Mammografie gehen, wenn ihr Gynäkologe das empfiehlt oder sie selbst daran denken, sondern nach einem bestimmten Zeitplan von der Gesundheitsbehörde schriftlich dazu eingeladen werden. Ein bisschen Recherche hätte zutage gefördert, dass die Zahl der zusätzlichen 600 Krebstoten bloß die grob geschätzte Summe verschiedener zusammengewürfelter Statistiken ist. Zur Entschuldigung der Journalistenkollegen sei allerdings gesagt, dass sie aus einer Pressekonferenz stammt, in der ein Vertreter der Österreichischen Röntgengesellschaft eben postuliert hatte, dass jährlich 600 Frauen mehr an Brustkrebs stürben, wenn wie geplant nicht mehr nach jeder Mammografie automatisch auch ein Ultraschall gemacht würde, wie sich das in Österreich eingebürgert hatte.

Ebenso viel Verwirrung verursachte die im Zuge der Markteinführung der Impfung gegen humane Papillomviren (HPV) in vielen Medien verbreitete Feststellung, Gebärmutterhalskrebs sei die zweithäufigste Krebserkrankung bei Frauen: Weltweit gesehen trifft das zu; in Österreich erkranken jährlich knapp 400 Frauen daran – damit ist der Gebärmutterhalskrebs die fünfthäufigste bösartige Tumorerkrankung bei Frauen (Statistik Austria 2012a).

Verwirrende Schlagzeilen

Und diese beiden Beispiele für Falschmeldungen sind bei Weitem nicht die einzigen.

Rätsel Statistik

Falsche Interpretation der Zahlen

Doch wenn schon Journalisten nicht nach- und hinterfragen, wie sollen dann die Zeitungsleserin und der Fernsehzuschauer wissen, was es mit diesen und vielen anderen kolportierten Zahlen und Behauptungen auf sich hat? Einer, der sich mit Gesundheitsinformationen und deren Übermittlung besonders gut auskennt, ist der Psychologieprofessor Gerd Gigerenzer. Als Direktor des Max-Planck-Instituts für Bildungsforschung in Berlin beschäftigt er sich wissenschaftlich unter anderem damit, wie Statistiken und die Ergebnisse medizinischer Studien weitergegeben werden und warum sie so oft falsch interpretiert werden. Auf den zahlreichen Vorträgen, die er hält, erzählt Gigerenzer gern die Geschichte des ehemaligen New Yorker Bürgermeisters Rudy Giuliani. Der bekannte in einer TV-Werbung, die 2007 über die amerikanischen Bildschirme flimmerte, unumwunden: „Ich hatte Prostatakrebs." Und fügte hinzu: „Ich bin geheilt, denn glücklicherweise lebe ich in Amerika. Meine Überlebenswahrscheinlichkeit lag in den USA bei 82 Prozent. In Großbritannien beträgt sie bloß 44 Prozent." Das war für die Amerikaner, von denen die meisten nicht viel vom staatlichen britischen Gesundheitssystem halten, eine gute Nachricht. Und eine falsche. Der illustre Politiker hatte schlicht Überlebensraten und Todesraten durcheinandergewürfelt und sich zudem noch mit den Prozenten vertan (Gigerenzer et al. 2008).

Giuliani ist kein Einzelfall. Das hat Professor Gigerenzer bei verschiedenen Tests, die sein Institut durchführte, immer wieder gesehen. So stellte er mit seinen Mitarbeitern 167 Frauen zwischen 50 und 69 Jahren die Frage: „Früherkennung durch Mammografie reduziert das Risiko, an Brustkrebs zu sterben, um etwa 25 Prozent. Angenommen 1.000 Frauen ab 40 Jahren würden regelmäßig an der Früherkennung teilnehmen. Wie viele weniger würden an Brustkrebs sterben?" Die Frauen hatten zuvor Studienergebnisse zu lesen bekommen, aus denen hervorging, dass von je 1.000 Frauen, die zehn Jahre regelmäßig am Screening teilnahmen, etwa drei an Brustkrebs starben, während es vier Frauen von je 1.000 in der Kontrollgruppe waren, die nicht zur Mammografie gingen. Doch keine einzige der Befragten wusste die richtige Antwort. Jede Fünfte tippte auf eine Zahl zwischen 10 und 99, jede Sechste meinte, zwischen 900 und 999 Frauen könnten gerettet werden. Das bedeutet: Der Nutzen der Früherkennung bei Brustkrebs (wie übrigens auch der anderer sogenannter Vorsorgeuntersuchungen) wird weit überschätzt (Gigerenzer et al. 2008).

Da Statistik selbst in den meisten höheren Schulen nur ansatzweise gelehrt wird und mehr als 30 Jahre nach Schulabschluss sicher schon vergessen ist, mag das nicht weiter verwunderlich sein. Wirklich erstaunlich ist jedoch, dass diese Prozentzahlen und Statistiken auch viele Mediziner zu verwirren scheinen. Gigerenzer hat diese Frage nämlich auch Ärzten gestellt, und zwar nicht irgendwelchen, sondern 150 Frauenärzten. Sie konnten aus vier Antwortmöglichkeiten auswählen, nämlich: dass eine Frau gerettet wird, 25 Frauen, 100 oder 250. Zwar gaben 66 Prozent der Gynäkologen die richtige Antwort, doch jeder Sechste tippte mit 250 durch Screening vor dem Brustkrebstod bewahrten Frauen völlig daneben. „Vor dem Hintergrund, dass Gynäkologen dieses Wissen eigentlich für ihre tägliche Praxis parat haben müssten, sind diese Fehleinschätzungen besonders bedenklich", sagt Gigerenzer.

Auch für Ärzte nicht einfach

Über mögliche Nachteile bis hin zum tatsächlichen Schaden, der durch eine Früherkennungsuntersuchung verursacht werden kann, kursieren ebenfalls die eigenartigsten Informationen. Wenn überhaupt davon gesprochen wird. In einem anderen Test kontaktierte einer von Gigerenzers Mitarbeitern telefonisch deutschlandweit Gynäkologen und schilderte folgenden Fall: Seine Mutter habe kürzlich eine Einladung zum Brustkrebs-Screening erhalten, bezweifle jedoch dessen Nutzen und wolle nicht teilnehmen. Er (der Anrufer selbst) hingegen glaube, dass es nützlich sein könnte, wolle aber nun fachkundigen Rat über den Nutzen und möglichen Schaden der Früherkennung einholen. Nur 20 der 200 kontaktierten Frauenärzte wollten überhaupt telefonisch Auskunft geben. 17 von jenen empfahlen die Untersuchung dringend, da es sich um ein sicheres und etabliertes Verfahren handle. Bloß 5 sprachen über mögliche Nachteile, wobei sie sich aber auf durch die Belastung der Röntgenuntersuchung verursachte Tumoren bezogen – ein Risiko, das Experten recht gering einschätzen; nämlich, dass bei regelmäßiger Mammografie ab dem 40. Lebensjahr pro 10.000 Frauen mit 1,5 bis 4,5 zusätzlichen Brustkrebserkrankungen zu rechnen sei. Nur einer der Frauenärzte sprach von möglichen falsch-positiven Ergebnissen; das heißt, dass mitunter unbegründeter Alarm gegeben wird, der weitere Untersuchungen und sogar chirurgische Eingriffe nach sich ziehen kann. Er konnte jedoch

Nicht kommunizierte Risiken von Vorsorgeuntersuchungen

nicht sagen, wie hoch dieses Risiko sei (Wegwarth und Gigerenzer 2011). Tatsächlich wird zwei bis zehn von 1.000 Frauen, die regelmäßig zur Mammografie gehen, aufgrund eines falsch-positiven Befundes die Brust unnötigerweise ganz oder teilweise entfernt (Gaissmaier 2011).

Überreden statt informieren

Für Wolfgang Gaissmaier, Diplompsychologe am Berliner Harding Zentrum für Risikokompetenz, verdeutlicht diese unter Fachleuten sowie Laien herrschende Verwirrung ein grundsätzliches Problem des deutschen Gesundheitssystems, das auch auf Österreich zutrifft: „Viele Informationen, die Patienten und Ärzte erhalten, sind leider nicht darauf ausgerichtet, wirklich zu informieren, sondern darauf, Menschen dazu zu überreden, das vermeintlich Richtige zu tun." (Gaissmaier 2011). Die Interessen dahinter können einerseits schlicht finanzieller Natur sein, beispielsweise vonseiten der pharmazeutischen oder medizintechnischen Industrie. Oft sind aber auch Politiker oder Organisationen dermaßen von einer vermeintlich gesundheitsfördernden Aktion überzeugt, dass sie sie mit allen Mitteln durchsetzen wollen. Manchmal geht das eine mit dem anderen Hand in Hand. Dann bleibt der Wahrheitsgehalt einer Information zuweilen auf der Strecke.

Die Wahrheit geht verloren

Kaum ein Tag vergeht, an dem in Presseaussendungen – die sich oft ohne Gegencheck und unkommentiert in den Medien wiederfinden – nicht die drohende oder bereits eingetretene Gesundheitsgefahr einer „Volkskrankheit" heraufbeschworen wird. Von der Arthritis bis zur Zuckerkrankheit, vom Burn-out bis zum Kreuzweh – alles „zu selten diagnostiziert und behandelt", obwohl vermeintlich Millionen Menschen daran leiden. Mitunter wird weltweit eine Angstmaschinerie in Gang gesetzt. Beste Beispiele: die Vogelgrippe 2006 und die Schweinegrippe drei Jahre später. Da wurden in Fernsehdiskussionen Schreckensszenarien mit Tausenden Toten erörtert, von Gesundheitsbehörden Millionen Atemschutzmasken angekauft und ebenso viele Impfstoffdosen und Grippemittel. Ein paar Monate später stellte sich heraus: Alles halb so wild. Zurück blieb der Verdacht, den die unabhängige Antikorruptionsbewegung

Alles halb so wild

Transparency International bereits im Dezember 2009 geäußert hatte: Die ganze Schweinegrippensache war zum Vorteil der Pharmaindustrie „katastrophenmäßig aufgebauscht" worden.

Zahlenspiele in der Medizin

Aber wie geht das? Schließlich gibt es doch Zahlen und Fakten, auf die man sich verlassen können sollte. Es scheint, als würde sich gerade der Bereich der Medizin für allerlei Zahlenspiele anbieten.

Versteckspiel mit Ergebnissen

Zahlen spielen in der Medizin eine wichtige Rolle. Es werden nicht nur die Lebenserwartung und die Häufigkeit von Krankheiten damit beschrieben, sondern auch Grenzwerte festgelegt (beispielsweise, welcher Blutdruck als normal anzusehen ist), Dosierungen von Medikamenten verordnet, und mithilfe von Zahlen ist es möglich, den Nutzen oder Schaden einer Behandlung zu verdeutlichen.

Bevor ein neues Arzneimittel oder ein Medizinprodukt wie etwa ein Herzschrittmacher auf den Markt kommt, muss eingehend und an vielen Testpersonen geprüft werden, ob es wirkt und welche unerwünschten Nebenwirkungen es hat (siehe Kasten „Arzneimitteltests", ► Seite 17). Doch nicht nur das. Den Sozialversicherungen dienen die Ergebnisse dieser Studien als Grundlage für die Entscheidung, ob sie die Kosten für ein Medikament oder ein Medizinprodukt erstatten. Dazu muss abgesehen von seiner Wirkung auch ein Nutzen nachgewiesen sein. Wenn also zum Beispiel eine Substanz zwar gegen Bluthochdruck hilft, aber gleichzeitig bei ebenso vielen Menschen Krebs erzeugt, dann hat sie keinen Nutzen.

Arzneimittelstudien werden an großen Kliniken durchgeführt, meist von den Herstellern des Mittels finanziert, und die Studienergebnisse werden in wissenschaftlichen Fachzeitschriften veröffentlicht. Allerdings, wie sich immer wieder im Nachhinein herausstellt, meist nur die Ergebnisse, die für das Studienobjekt eindeutig positiv sind. So geschehen etwa beim Grippemittel Oseltamivir. Der Arzneistoff wurde 2002 in der Europäischen Union zur Verhinderung der Ansteckung und zur Behandlung der echten Grippe (Fachchinesisch: „Influenza") zugelassen. Die bereits erwähnten Vogel- und Schweinegrippen-Winter beförderten die Verkaufszahlen in ungeahnte Höhen; weltweit wurden Milliarden an öffentlichen und privaten Geldern ausgegeben, um das eifrig beworbene Mittel in Lagerhallen von Gesundheitsministerien, Sozialversicherungen, Sanitätsdirektionen, in Apotheken, Arztpraxen und Haushalten zu horten.

Wie gut wirkt das Grippemittel?

Die Weltgesundheitsorganisation WHO setzte Oseltamivir auf die Liste der unverzichtbaren Arzneimittel (WHO 2011). Doch schon bald erhoben sich kritische Stimmen, dass die Kapseln gar nicht so gut wirkten, wie allgemein behauptet. Zahlreiche Wissenschaftler haben den Hersteller bereits ersucht, sämtliche Studiendaten für eine Überprüfung der Ergebnisse zur Verfügung stellen. Immerhin sollte die Öffentlichkeit, die dieses Mittel bezahlt, auch alle Informationen darüber erhalten. Doch die Firma Roche, eines der größten Pharmaunternehmen weltweit, liefert diese Daten – wenn überhaupt – nur scheibchenweise (Doshi et al. 2012).

„Es ist ein täglicher Skandal", sagt der Mathematiker Gerd Antes. Er leitet das Deutsche Cochrane-Zentrum, wo sorgfältig wissenschaftliche Analysen und Zusammenfassungen von Studienergebnissen erstellt werden. „Leider handelt es sich um die Spitze des Eisbergs. Noch immer gilt es als Kavaliersdelikt, Daten nicht zu publizieren, wenn sie nicht passen." (Bartens 2012). Neuere Schätzungen gehen davon aus, dass nur rund die Hälfte der klinischen Studien auch in Fachmagazinen publiziert wird (Antes et al. 2009). Besonders tragische Folgen hatte die Heimlichtuerei beim Schmerzmedikament Vioxx. Es war Anfang der 2000er-Jahre

Unveröffentlichte Studiendaten

ein wahrer Renner – mit einem Weltumsatz von 2,3 Milliarden Dollar. Doch im September 2004 musste das Mittel vom Markt genommen werden. Es waren zahlreiche schwerwiegende Nebenwirkungen aufgetreten, etliche sogar mit Todesfolge. Wie sich später herausstellte, hatte der Pharma-Multi MSD, der Hersteller von Vioxx, bereits in den 1990er-Jahren von den Gefahren des Medikaments gewusst (arznei-telegramm 2004).

Unter den Teppich gekehrte Daten über Wirkung und Nebenwirkungen eines Medikaments bringen auch die praktizierenden Ärzte in ein Dilemma. Das beschreibt der britische Arzt und Medizinjournalist Ben Goldacre im Zusammenhang mit einem lange Zeit auf dem Markt befindlichen und millionenfach verschriebenen Antidepressivum: „Ich hatte alles getan, was ein Arzt tun soll. Ich hatte alle Berichte gelesen, sie

Arzneimitteltests

Ehe ein neues Medikament in der medizinischen Versorgung eingesetzt werden darf, legt es einen langen Weg zurück. Von vielen Tausenden Substanzen schaffen es nur wenige überhaupt bis in die Testphase. Nach der Forschung im Labor wird in der sogenannten vorklinischen Phase der Wirkstoff an Zellkulturen und/oder im Tierversuch erprobt. Hat die Substanz diese Hürden genommen, folgen die vier Phasen der klinischen Prüfung, bei der Daten erhoben, verglichen und ausgewertet werden:

- Phase I: In ersten Tests wird an einer Gruppe von bis zu 80 Gesunden die Verträglichkeit und Sicherheit des Wirkstoffs einige Wochen bis Monate lang geprüft.
- Phase II: An bis zu 200 Patienten wird einige Monate lang untersucht, welche Dosis des Wirkstoffs den gewünschten Effekt erzielt bzw. gefährliche Nebenwirkungen auslöst.
- Phase III: Bis zu 10.000 Personen erproben die Langzeitwirkung und -verträglichkeit der Substanz. Zudem wird die Wirkung im Vergleich zu anderen Medikamenten für dasselbe Leiden getestet. Diese Daten sind ausschlaggebend für die Marktzulassung.
- Phase IV: Auch wenn das Medikament bereits auf dem Markt erhältlich ist, werden Daten über Wirkung und Nebenwirkungen weiterhin registriert. Dabei kann sich herausstellen, dass das Arzneimittel neben den bereits bekannten Wirkungen auch andere positive hat, für die es in weiterer Folge – nach Zulassungserweiterung – ebenso eingesetzt werden kann. Es können aber auch bei Langzeiteinnahme bzw. bei der Verabreichung an viele Menschen bis dahin unentdeckte schwerwiegende Nebenwirkungen auftreten, die es notwendig machen, den Vertrieb einzustellen.

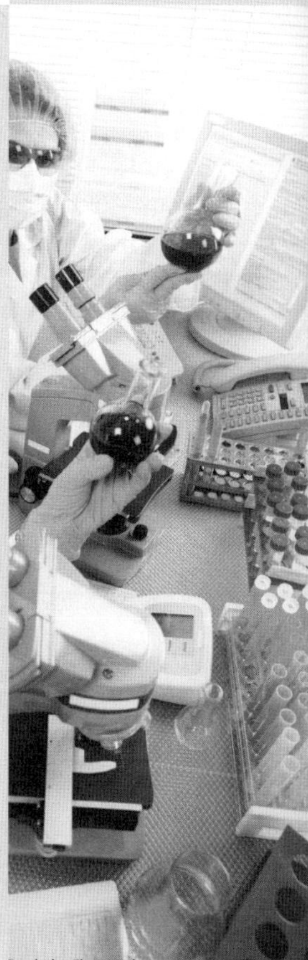

Foto: kurhan/Shutterstock.com

kritisch hinterfragt, verstanden, mit meinem Patienten darüber diskutiert, und wir trafen gemeinsam die Entscheidung, dass dieses Mittel für ihn gut ist. In den veröffentlichten Studien schien es sich um ein sicheres und wirksames Medikament zu handeln. Tatsächlich war es nicht besser als eine Zuckerpille, schlimmer noch, es schadet mehr, als es nützt. Als Arzt tat ich somit etwas, was meinem Patienten schadete, und zwar ganz einfach deshalb, weil ungünstige Studienergebnisse unveröffentlicht geblieben waren." (Goldacre 2012).

Jonglieren mit dem Risiko

Das Risiko der Antibabypille

Das sind die ganz großen Zahlenspiele in der Medizin. Doch es gibt noch andere. Beliebt ist, relative Zahlen statt absoluter zu nennen, beispielsweise, um ein Risiko zu beschreiben. Ein eindrucksvoller Fall in Großbritannien hatte weitreichende Folgen: Durch die Einnahme der Antibabypille steigt das Risiko einer Thrombose – eines Blutgerinnsels in einem Gefäß, das im schlimmsten Fall in die Lunge oder ins Herz gespült wird. Das ist seit Längerem bekannt. 2009 ging die Meldung durch die britischen Medien, dass die neue Pillen-Generation dieses Risiko um 100 Prozent erhöhe. Verunsichert und erschrocken setzten viele Frauen das Verhütungsmittel ab. Ungewollte Schwangerschaften und rund 14.000 Abtreibungen waren die Folge. Was war geschehen? Die Information, dass neuere Präparate im Vergleich zu jenen, die schon länger auf dem Markt sind, um 100 Prozent mehr Thrombosefälle verursachen, stimmt tatsächlich. Allerdings war in den Meldungen nirgendwo erwähnt, was das in absoluten Zahlen ausgedrückt heißt. Nämlich, dass von 7.000 Frauen zwei statt einer eine Thrombose entwickeln (Tolmein 2009).

Relative Zahlen verwirren

Die Unart, relative Zahlen ohne jeden Bezug anzugeben und auf diese Weise mit Risiken zu jonglieren, ist in Wissenschaftskreisen weit verbreitet. Oft steckt dahinter – anders als im Fall aus Großbritannien, wo vermutlich Unachtsamkeit und mangelnde journalistische Sorgfalt im Spiel war – pure Vernebelungsabsicht. Oder die Tendenz, eine Annahme auf Teufel komm raus bestätigen zu wollen. Oder beides. „Das Jonglieren mit Prozentzahlen ist ein Wundermittel gegen unliebsame und für erwünschte Ergebnisse", sagt der Hamburger Physiker Hans-Hermann Dubben (Dubben und Beck-Bornholdt 2006). Und gibt zur „Immunisierung", wie er das nennt, unter anderem das folgende Beispiel: Im Jahr 1995 wollte die Zeitschrift „Spektrum der Wissenschaft" in einem Artikel darüber aufklären, dass Östrogene, die sich in der Umwelt – beispielsweise im Wasser – befinden, Brustkrebs verursachen. Dazu nahmen die Autoren die wachsenden Zahlen der Brustkrebserkrankungen in den vergangenen zwei Jahrzehnten her, verdeutlicht an der Anzahl der diagnostizierten Fälle pro 100.000 Frauen. Es zeigte sich, dass quer über alle Altersgruppen in der Tat ein Anstieg von etwa 80 auf 110 je 100.000 Frauen zu erkennen war. In der Altersgruppe der Frauen über 50 Jahre waren sogar 340 statt 250 pro 100.000 erkrankt. Bei den unter 50-Jährigen war die Zahl jedoch konstant um die 30 pro 100.000. Fazit: Das Brustkrebsrisiko steigt mit dem Alter.

Falsche Schlüsse

Nicht berücksichtigt wurde in der Darstellung jedoch, dass im Zeitraum der 20 Jahre auch die Lebenserwartung angestiegen war. „Dieser Umstand hat auf die Alterszusammensetzung der Frauen unter 50 kaum Auswirkungen", sagt Dubben, „denn die älteste Frau in dieser Gruppe ist nach wie vor 49 Jahre alt." Bei ihnen gab es allerdings auch nicht mehr Erkrankungsfälle. Das Durchschnittsalter der Frauen über 50 ist jedoch höher als vor 20 Jahren, denn es gibt heute mehr 80- und 90-Jährige. „Die ansteigende Krebshäufigkeit bei dieser Gruppe geht also zumindest teilweise auf das wachsende altersbedingte Krebsrisiko zurück", so Dubben. Von einem tatsächlich höheren Risiko kann man nur dann sprechen, wenn es bei Gleichaltrigen beobachtet wird (Statistiker nennen diese Zahlen dann „altersbereinigt"). Und so kann, wie der Physiker Dubben sagt, der Zuwachs an Neuerkrankungsfällen bei Brustkrebs „paradoxerweise eine gute Nachricht sein, weil er auf eine höhere Lebenserwartung hinweist".

Und was heißt das alles für mich?

Wer im Internet nach Gesundheitsinformationen sucht, wird möglicherweise auch auf sogenannte Risikorechner stoßen – diese berechnen etwa das Risiko, in absehbarer Zeit Opfer eines Herzinfarkts zu werden. Man gibt Geschlecht, Alter, Rauch- und Essverhalten, Cholesterinwerte und chronische Erkrankungen wie Diabetes ein und einen Mausklick später hat man das Resultat, z.B.: „Ihr Risiko, innerhalb von fünf Jahren einen Herzinfarkt zu erleiden, beträgt neun Prozent." Das heißt so viel wie: Von 100 Menschen, die dieselben Werte haben wie Sie, werden neun einen Herzinfarkt haben, sofern sie ihren Lebensstil nicht ändern und auch keine Medikamente nehmen.
Bestimmte Arzneimittel, die in den Fettstoffwechsel eingreifen, sogenannte Statine, können das Herzinfarktrisiko um 30 Prozent senken. Was heißt das in diesem konkreten Fall? Wenn alle 100 Menschen das Medikament nähmen, würden um drei weniger, aber sechs trotzdem einen Herzinfarkt erleiden. 94 hätten nichts von der Behandlung.

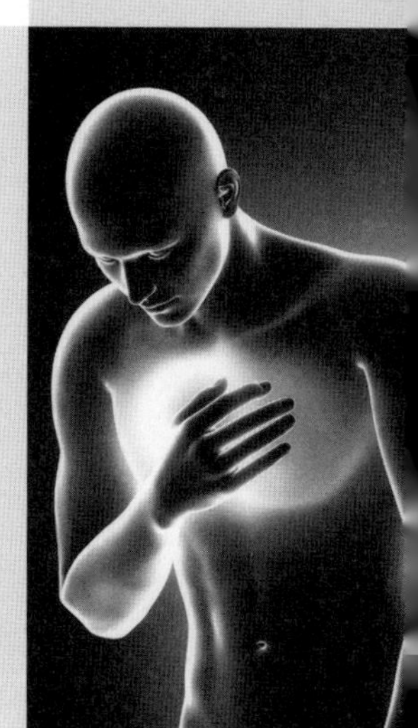
Foto: CLIPAREA | Custom media/Shutterstock.com

Umgekehrt können auch mit absoluten Zahlen Horrorszenarien heraufbeschworen werden, wo keine sind. „8.000 an einer Krebsart Neuerkrankte in Deutschland sehen bedrohlich aus, sind jedoch nur ein Zehntausendstel der deutschen Bevölkerung, sodass hier die Bezugsgröße wesentlich ist", sagt Gerd Antes (Antes 2008).

Schiefe Daten

Medien lieben Studienergebnisse, besonders jene, die irgendwie mit Gesundheit zu tun haben. Von „Macht Schoki schlauer?" über „Der Weihnachtsbummel schädigt die Gesundheit von Männern" bis zu „Sexmangel verlängert das Studium" – vieles wird ins Blatt oder auf die Website gehievt, um Seiten zu füllen und Aufmerksamkeit zu erlangen. Der Quell an entsprechendem Material versiegt nie, jede Universität und jedes Forschungsinstitut beschäftigt heute einen PR-Verantwortlichen oder sogar eine Agentur, Wirtschaftsunternehmen tun das sowieso. Nicht immer zum Vorteil derer, die im Labor stehen und Forschung betreiben; denn das, was wirklich bei einer Studie herauskommt, wird oft auf den Fun-Faktor, Sensationshascherei oder puren Kundenfang heruntergebrochen. „Die wissenschaftliche Berichterstattung lässt sich im Allgemeinen einer von drei Kategorien zuordnen", sagt Ben Goldacre (2010), „den schrägen Geschichten, den wissenschaftlichen Sensationen und den Schreckensmeldungen." Und jede davon untergräbt und verzerrt die Wissenschaft auf ihre Weise.

Sensationshascherei

Publikumsmedien veröffentlichen derartige Meldungen, um Leser oder Anzeigenkunden bei Laune zu halten. Aber auch Berichte in Fachjournalen stellen nicht immer ein objektives Abbild der Wirklichkeit dar; gar nicht selten haben sie einen Drall in die Richtung des erhofften Resultats. „Bias" wird das in Fachkreisen genannt. Dieser Drall kann absichtlich gegeben werden, etwa durch das bereits erwähnte Zurückhalten negativer Daten oder die Angabe von Prozent- anstelle von absoluten Zahlen. Schließlich klingt eine 100 Prozent höhere Wirksamkeit einfach besser als die Tatsache, dass von dem einen Mittel zwei Personen von 1.000, von dem anderen vier von 1.000 profitieren. Beliebt ist auch, nicht die Gesamtergebnisse zu veröffentlichen, sondern lediglich Teilresultate, die entweder nur eine ganz bestimmte Untergruppe der Testpersonen betreffen oder einfach Etappenziele beschreiben, wobei das Ende der Etappe dort angesetzt wird, wo es günstig scheint.

Der Einfluss der Versuchsanordnung auf das Ergebnis

Andererseits kann schon die Versuchsanordnung dazu führen, dass zum Schluss ein Zerrbild der Wirklichkeit herauskommt. Bei einer klinischen Medikamentenstudie werden zwei Gruppen von Patienten gebildet. Eine davon bekommt Medikament A, die andere Medikament B. Wenn nun die Patienten der ersten Gruppen durchwegs schwerer erkrankt sind als die der zweiten Gruppe, so wird höchstwahrscheinlich Medikament B besser abschneiden, egal ob es tatsächlich besser wirkt oder nicht. Ein solches Bias wird für gewöhnlich dadurch vermieden, dass die Testpersonen per Zufallsgenerator ausgewählt („randomisiert") werden.

Einen anderen Drall können die Ergebnisse schlicht aufgrund der Erwartungen sämtlicher Beteiligten bekommen, etwa weil sowohl Studienleiter als auch Teilnehmer große Hoffnungen in ein neues Arzneimittel setzen. Das wird mithilfe der sogenannten Verblindung verhindert: Die Mittel werden neutral verpackt und mit Codes versehen, die bis zum Ende der Studie in einem Safe verwahrt werden. So weiß während des Versuchs niemand, wer welches Medikament bekommt. Es gibt noch viele weitere Gefahren der Verzerrung von Resultaten, beispielsweise, wenn Probanden früher aus der Studie ausscheiden oder Zusammenhänge hergestellt werden, die in Wirklichkeit nur zufällig sind. „Apfelproduzenten können ihr Produkt mit gesundheitsfördernden Leistungen schmücken, wenn man nicht berücksichtigt, dass Personen, die viele Äpfel essen, womöglich auch sonst gesünder leben und mehr Sport treiben", umreißt es der Mathematiker Gerd Antes (Antes 2008).

Schwankungen der Ergebnisse

Und schließlich unterliegt jedes Experiment und jede Beobachtung Schwankungen; das bedeutet, dass eine Wiederholung nicht zwangsläufig zu denselben Ergebnissen führt, sondern um das wahre Ergebnis „streut", wie die Statistiker das nennen. Je weniger Personen an einem Test teilnehmen, desto größer ist die Unsicherheit, wenn die Untersuchung wiederholt wird.

Freilich werden in hochqualitativen Fachzeitschriften wissenschaftliche Arbeiten einer Begutachtung durch Forscher derselben Fachrichtung, die nicht an der Studie beteiligt waren, unterzogen („peer review"

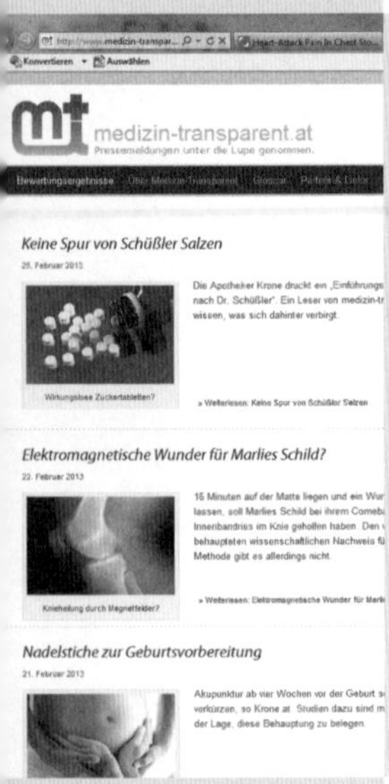

Die Wachhunde

Um die sehr unterschiedliche Qualität der Medizinberichterstattung zu verbessern, gibt es mittlerweile in mehreren Ländern sogenannte Monitoringprojekte. Eines der ersten im deutschen Sprachraum war der Mediendoktor (www.medien-doktor.de). Dort haben es sich Wissenschaftsjournalisten zur Aufgabe gemacht, Gesundheitsberichte nach bestimmten Kriterien zu durchforsten – sie prüfen etwa, ob der Nutzen einer Behandlung ebenso beschrieben wird wie ein möglicher Schaden oder Risiken, ob die Behandlung tatsächlich schon verfügbar ist oder erst getestet wird, ob mehrere Experten zu Wort kommen. Was anfangs eher als Kollegenschelte kritisiert wurde, wird als Referenz für Journalisten immer wichtiger – und vermehrt informieren sich auch Nicht-Journalisten auf dieser Website. Das österreichische Pendant ist www.medizin-transparent.at, ein Projekt der österreichischen Cochrane-Zweigstelle in Kooperation mit der Donau-Universität Krems und dem gesundheitspolitischen Fachblatt „ÖKZ". Auch dort werden Zeitungsartikel unter die Lupe genommen und darauf abgeklopft, ob die getätigten Aussagen wissenschaftlich stichhaltig sind.

nennen Experten diesen Vorgang). Erst wenn diese ihre Zustimmung geben, wird die Arbeit veröffentlicht. Im angesehenen „British Medical Journal" werden beispielsweise nur sieben bis acht Prozent der eingereichten Manuskripte tatsächlich publiziert. In solchen Journalen müssen die Autoren auch sogenannte Interessenkonflikte offenlegen. Ein solcher Konflikt kann entstehen, wenn ein Forscher Honorare von einer Pharmafirma erhält. Trotzdem sind auch solche Zeitschriften nicht davor gefeit, verzerrte Daten zu veröffentlichen. Im schlimmsten Fall sogar gefälschte.

Experten sollten Interessenkonflikte offenlegen

Es ist was faul …

Die Sensation wird zum Flop

Es war eine medizinische Sensation. Im Juni 2007 erschien im renommierten Wissenschaftsblatt „The Lancet" ein Bericht über die erfolgreiche Therapie der Harninkontinenz: An der Innsbrucker Universitätsklinik für Urologie waren Patientinnen Stammzellen aus dem eigenen Oberarm in den geschwächten Schließmuskel der Harnblase transplantiert worden.

In 91 Prozent der Fälle benötigen die Frauen keine Windeln mehr, während die Teilnehmerinnen der Kontrollgruppe, die mit den gängigen Methoden behandelt worden waren, mehrheitlich keinerlei Besserung zu verzeichnen hatten (Strasser et al. 2007). Zwar war die Studie mit 63 Probandinnen nur klein gewesen, doch ein probates Mittel gegen das peinliche Leiden gefunden zu haben, an dem fast jede Dritte über 60-Jährige laboriert, das war wahrlich eine Errungenschaft. Die Publikumsmedien griffen diese österreichische Erfolgsstory begeistert auf, der Urheber der Studie, ein junger Tiroler Professor, wurde fast wie ein Star gefeiert.

Ungewöhnliche Maßnahme

Doch nach dem Höhenflug kam der Absturz, nach der Sensation der Skandal. Ein Jahr später griffen die Herausgeber des „Lancet" zu einer außergewöhnlichen Maßnahme: Sie zogen die Veröffentlichung der Innsbrucker Studie im Nachhinein zurück. Anlässlich einer Überprüfung durch die österreichischen Gesundheitsbehörden hatte sich nicht nur herausgestellt, dass die Patientinnen unzureichend bis gar nicht darüber informiert worden waren, dass die Methode erst im Experimentierstadium war. Einwilligungserklärungen waren falsch datiert oder nachträglich verändert worden. Auch gab es andere gravierende Mängel. So fehlten Protokolle, der notwendige Versicherungsschutz. Alles in allem zweifelten die Inspektoren daran, dass die Studie jemals so durchgeführt worden war, wie im „Lancet" beschrieben (Kleinert und Horton 2008).

Diese Schlappe zog weite Kreise. Mehrere andere Wissenschaftsjournale beschäftigten sich damit, unter anderem die angesehene Zeitschrift „Nature". Dort hieß es dazu und im Zusammenhang mit anderen unsauberen Studiendaten aus der Alpenrepublik gar: „Es ist was faul im Staate Österreich." (Clarke 2008).

Freilich ist das ein Extrembeispiel. Doch es zeigt, wie viel Achtsamkeit notwendig ist, wenn man sich über Gesundheitsthemen informieren will.

Wissen, wo man nachschaut

Wer heute wissen möchte, was gegen Kreuzweh hilft, wie man einen verstauchten Knöchel behandelt oder wofür die ständigen Schmerzen im linken Unterbauch ein Symptom sein könnten, dreht den Computer auf und befragt Dr. Google. Der gibt ihm in Sekundenschnelle durchschnittlich eine Million Antworten. Medizinische Informationsangebote im Internet verzeichnen nach den Sexseiten die zweithöchsten Klickraten. Auch Zeitungen, Zeitschriften und Fernsehsender sind voll von Berichten, Reportagen und Nachrichten zum allgegenwärtigen Thema Gesundheit. Diverse Institutionen legen Broschüren auf.

Weiß Dr. Google alles?

Sich als medizinischer Laie in dem überwältigenden Angebot zurechtzufinden, ist fast nicht möglich. Oft werden durch den Informationswust Erwartungen und Hoffnungen geweckt, aber auch Ängste, Sorgen und nicht zuletzt Zweifel an der Qualität der ärztlichen Betreuung geschürt.

Wie kann jemand, der im Berufsalltag nichts mit der Auswertung von Wissenschaftsdaten zu tun hat, überprüfen, ob die in den Medien gebotene Information seriös ist? Wie kann man als Patient wissen, ob die Angaben über die Behandlungsmethoden zu einer bestimmten Erkrankung Zukunftsmusik, Esoterik oder wissenschaftlich hieb- und stichfest sind?

Genau hinsehen

Da die Gesundheitsinformationen vor allem im Internet in der letzten Zeit fast explosionsartig zugenommen haben, stellt sich (auch für Konsumentenschützer) die Frage, wie man die Menschen dazu befähigen kann, die Spreu vom Weizen zu trennen. Das ist nicht so leicht, zumal ja sogar Wissenschaftler selbst nicht davor gefeit sind, auf verzerrte Darstellungen hereinzufallen. Dazu kommt, dass in Suchmaschinen die Reihung der Treffer nicht nach Seriosität oder Informationsgehalt erfolgt. Kommerzielle Seiten berücksichtigen bestimmte Kriterien, durch die sie automatisch weiter vorne gereiht werden. Grundsätzlich lohnt es also, nicht nur die ersten Treffer eine Suchanfrage anzuklicken.

Am Institut für Epidemiologie, Sozialmedizin und Gesundheitssystemforschung der Medizinischen Hochschule Hannover ist nach britischem Modell das Projekt DISCERN entstanden, das es sich zur Aufgabe macht, Patienteninformationen bewerten zu helfen. Dazu haben die DISCERN-Mitarbeiter, die mit dem Ärztlichen Zentrum für Dualität in der Medizin zusammenarbeiten, eine Checkliste zusammengestellt (DISCERN 2000) (Kasten ► Seite 25).

Diese Tipps zu befolgen ist sicher hilfreich, auch wenn sie auf den ersten Blick banal scheinen mögen.

Patienteninformationen bewerten (DISCERN 2000)

- Die Autoren empfehlen, zuerst einmal nachzusehen, von wem die Information stammt und was damit bezweckt wird. In jeder Broschüre und auf jeder Website gibt es ein Impressum, oft auch einen Menüpunkt „Wer wir sind" oder „Was wir wollen". Daraus sollte hervorgehen, wer für die Publikation verantwortlich ist – und damit auch, welche Interessen damit verfolgt werden. Es kann sich ganz einfach um Werbung für ein ganz bestimmtes Produkt oder Verfahren handeln, die nicht gleich als solche erkennbar ist. In Zeitschriften und Zeitungen hat es sich in letzter Zeit eingebürgert, dass bezahlte Inserate so aussehen wie Artikel. Sie müssen dann zwar laut Mediengesetz durch einen Hinweis als Werbung erkennbar sein, doch Begriffe wie „Anzeige", „Entgeltliche Einschaltung", „Advertorial" oder „Promotion" finden sich oft nur bei genauem Hinsehen. Da in Österreich wie in der gesamten EU Publikumswerbung für rezeptpflichtige Medikamente verboten ist, gehen die Hersteller oft verschlungene Marketingwege. Die „Initiative für seelische Gesundheit und Lebenswelt" beispielsweise betreibt unter dem Titel „innenwelt" eine Website und gibt eine gleichnamige Zeitschrift heraus, die im Gratis-Abo zu beziehen ist, veranstaltet Diskussionsrunden und Expertenvorträge. Sponsor ist ein Pharmaunternehmen, das auf Arzneimittel für psychische und neurologische Erkrankungen spezialisiert ist. Das heißt noch lange nicht, dass die Informationen von „innenwelt" grundsätzlich falsch oder übertrieben sind. Aber zu wissen, wer dahintersteckt, lässt den Leser die Inhalte doch kritischer betrachten.
- Ebenso wichtig ist, zu hinterfragen, auf welche Quellen sich die Information stützt. Sind Studien angegeben? Dann sollten sie zugänglich sein. Wird nur ein Experte zitiert, so ist zu bedenken, dass es sich bei der getätigten Aussage auch um seine persönliche Meinung handeln kann. Vorsicht ist auf jeden Fall geboten, wenn Allheilmittel angepriesen oder andere, als seriös einzustufende Methoden schlechtgemacht werden.
- Vor allem bei Informationen aus dem Internet ist es wichtig, auf das Datum zu schauen. Auch wissenschaftliche Erkenntnisse haben ein Verfallsdatum – Wissenschaft ist ständig im Fluss, ein Studienergebnis kann das vorhergehende bestätigen, aber auch widerlegen. Auf guten Websites ist zu sehen, wann der Text geschrieben bzw. wann er zuletzt aktualisiert wurde.
- Viele Websites mit Gesundheitsinformationen tragen ein Gütesiegel. Das wohl bekannteste stammt von der 1995 in der Schweiz gegründeten gemeinnützigen Health-on-net-Foundation (HON). Es wird vergeben, wenn vonseiten des Websitebetreibers acht Prinzipien eingehalten werden. So müssen die redaktionellen Inhalte klar von Werbung unterscheidbar sein; es muss angegeben sein, was die Autoren zum Verfassen des Textes qualifiziert; und vor allem muss darauf hingewiesen werden, dass die gebotenen Informationen eine medizinische Beratung ergänzen, aber nicht ersetzen.
- Und schließlich sollte man sich nicht allein auf eine Information verlassen, sondern mehrere Quellen anzapfen.

Die niederösterreichische Patientenanwaltschaft hat gemeinsam mit der Gesundheit Österreich GmbH und dem Hauptverband der österreichischen Sozialversicherungsträger einen Praxisleitfaden herausgegeben, in dem alles Wissenswerte über Gesundheitsinformationen im Internet nachzulesen ist (Literatur; ► Seite 119).

Wissen macht stark und gesund

Gesundheitskompetenz wie in der erwähnten EU-Befragung ermittelt (► Seite 10) ist jedoch mehr als das Wissen, wo man sich über Gesundheitsthemen informieren kann. Sie befähigt dazu, im täglichen Leben Entscheidungen zu treffen, die sich positiv auf die eigene Gesundheit auswirken. Gesundheitskompetenz – das Konzept der „Health Literacy" stammt ursprünglich aus dem angloamerikanischen Raum – ist sozusagen das, was die kompetenten Patienten ausmacht: Sie finden sich im Gesundheitssystem zurecht, nehmen an Gesundheitsförderungsprojekten teil, können, wenn sie chronisch krank sind, besser damit umgehen, wissen im akuten Krankheitsfall, wohin sie sich wenden sollen, und verstehen, was der Arzt ihnen sagt. Viele Studien haben gezeigt, dass Patienten sich für eine andere Behandlung entschieden hätten, wenn sie bessere Informationen über Nutzen und Risiken der verschiedenen Optionen gehabt hätten. So hätte sich nur mehr die Hälfte der Patienten mit Prostatakrebs einer Operation unterzogen, wenn zuvor die Risiken des Eingriffs für das Sexualleben aufgezeigt worden wären. Und statt zwei Drittel aller Patienten mit koronarer Herzkrankheit hätten nur 58 Prozent in die Operation eingewilligt, wenn ihnen seriöses Informationsmaterial überlassen worden wäre (Berndt 2012).

Kompetente Patienten

Seriöses Informationsmaterial

In Österreich hat das Konzept der Gesundheitskompetenz zwar noch einen geringen Stellenwert, doch verschiedene Institutionen haben Projekte gestartet, um den Menschen seriöses Gesundheitswissen nahezubringen. Eine Teilnahme lohnt sich. Beispielsweise hat das Grazer Frauengesundheitszentrum im Zuge der fünftägigen Fortbildung „Wissen macht stark und gesund" darüber aufgeklärt, wie Erkenntnisse im Zusammenhang mit Themen wie Hormontherapie in den Wechseljahren,

Mammografie-Screening oder HPV-Impfung gewonnen und kritisch beurteilt werden. „Das Gesundheitswesen braucht kompetente Versicherte, Patienten und Konsumenten", sagt die Leiterin des Frauengesundheitszentrums, Sylvia Groth, und vergleicht die Entscheidungsfindung in Sachen Gesundheit mit einem Autokauf. Da lässt man sich von verschiedenen Anbietern beraten, überlegt, was einem am wichtigsten ist, stellt Vergleiche zu Preis und Qualität an und wählt schließlich das, was den eigenen Ansprüchen am meisten entspricht. „Wenn es um die Gesundheit geht, sind solche Fähigkeiten mindestens genauso wichtig", sagt Groth. „Denn die Folgen von Entscheidungen spüren wir hier am eigenen Leib." (Groth 2011).

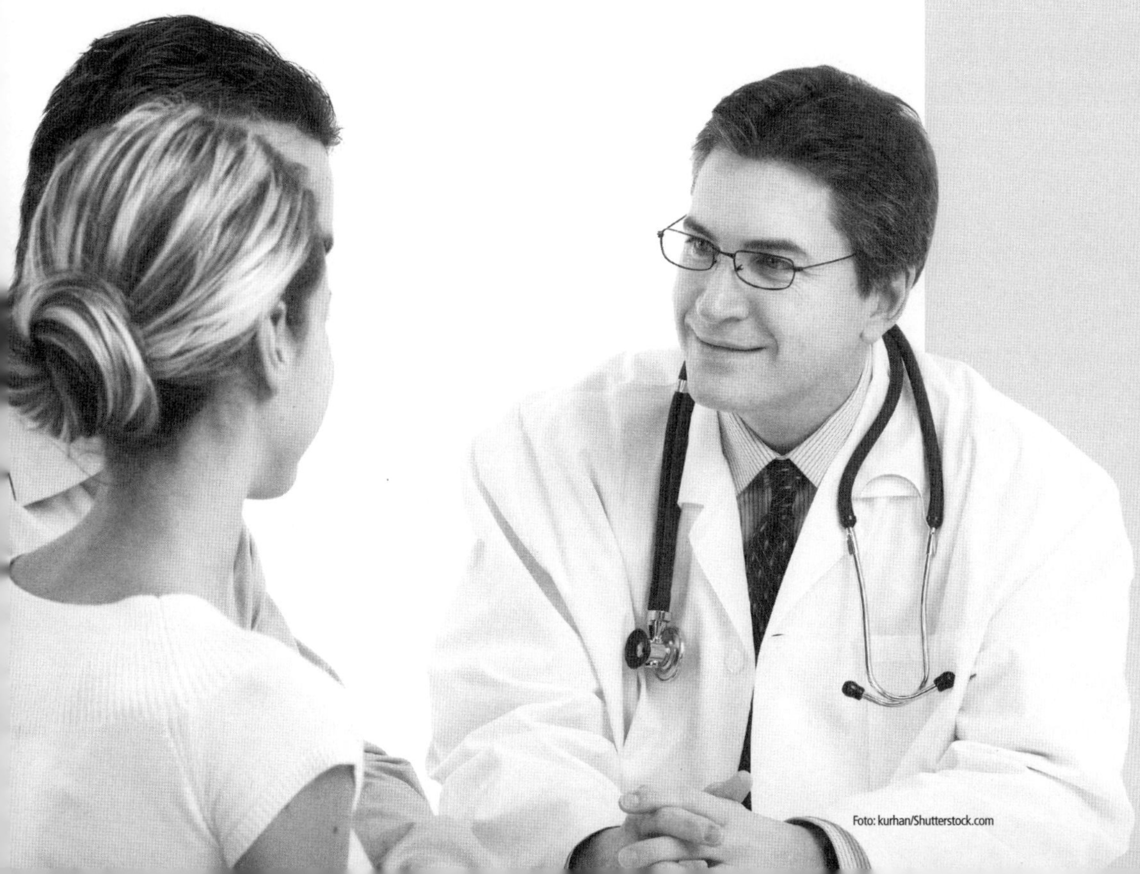

Foto: kurhan/Shutterstock.com

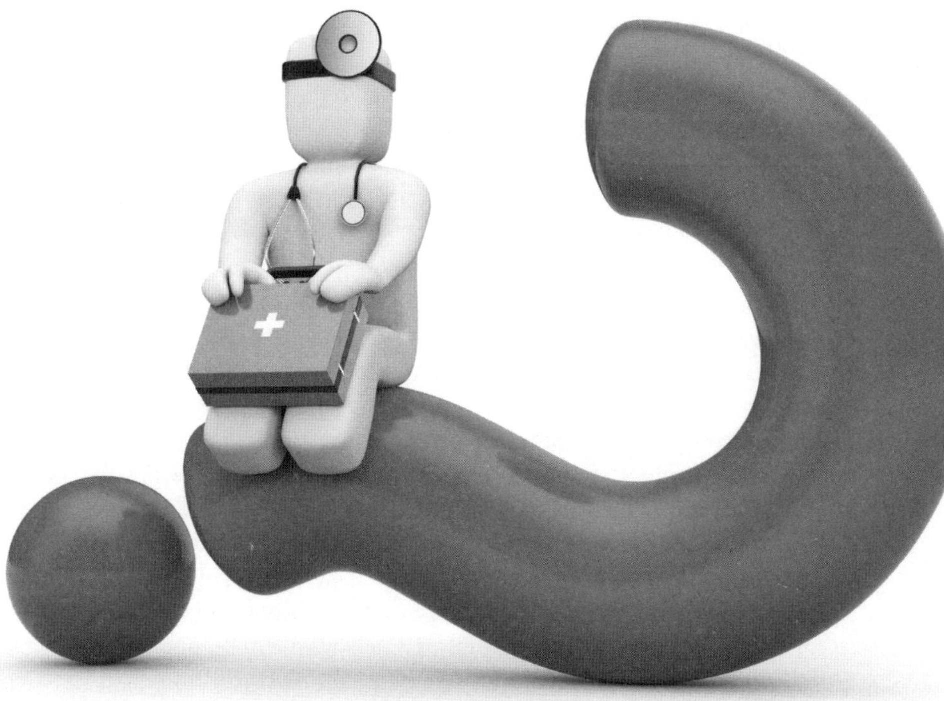

Drum prüfe ...

Foto: Palto/Shutterstock.com

Wie findet man einen guten Arzt? Auf Internet-Bewertungsportalen können Patienten ihre Meinung über Ärzte abgeben. Aber wie verlässlich sind solche Bewertungen? Wie wird Qualität in der Medizin überhaupt definiert und gemessen? Oder hört man auf der Suche nach dem ultimativen Doktor besser auf Mundpropaganda?

Wer einen Computer kaufen will, erkundigt sich zuerst nach Tücken und Macken der verschiedenen Geräte, nach Arbeitsspeicher und Taktung. Wer auf Urlaub fahren will, sieht sich auf den Internet-Hotelbewertungsseiten an, ob die Zimmer sauber sind und das Essen genießbar ist. Da jeder Österreicher durchschnittlich sieben Mal pro Jahr einen Arzt aufsucht (OECD 2012), ist das Informationsbedürfnis betreffend die Mediziner entsprechend groß.

Bisher war es so: Wer einen Arzt für ein bestimmtes Gesundheitsproblem brauchte, fragte nach Empfehlungen von Freunden und Verwandten. Aber bei der Suche nach dem richtigen der mehr als 40.000 österreichischen Ärzte sind neue Zeiten angebrochen. Bei einer Befragung im Dezember 2012 gaben 71 Prozent der Menschen an, im Netz nach dem passenden Doktor zu suchen (Ärzteblatt 2012). Seit ein paar Jahren gibt es neben reinen Suchverzeichnissen auch Websites, auf denen Patienten Ärzte loben oder tadeln können, ähnlich den Bewertungsportalen für Dienstleistungs- oder Handelsunternehmen, die die Kaufentscheidung erleichtern sollen. Das geschieht meist in Form von Schulnoten oder Sternchen, mit denen man angibt, inwieweit bestimmte Kriterien erfüllt werden. Zuweilen ist es auch möglich, Kommentare abzugeben oder eigene Erlebnisse zu schildern. Die Stiftung Warentest hat sich im Jahr 2011 neun solche deutschen Portale genauer angesehen, ihr Urteil trifft großteils auch auf die österreichischen Pendants zu. Eindeutig positiv fanden die Konsumentenschützer, dass das Lesen von Bewertungen ohne Registrierung, also ohne Preisgabe persönlicher Daten möglich ist, eine Arztsuche nach mehreren Kriterien angeboten wird und Angaben zum Datenschutz gemacht werden. Im Gegensatz dazu ist das Abgeben von Lob oder Tadel auf den meisten Seiten registrierungspflichtig. Das soll Schmähungen oder Mehrfachbewertungen verhindern helfen (Stiftung Warentest 2011).

Mit Schulnoten Ärzte bewerten

Verzerrtes Bild

Eines der positiveren Beispiele ist die deutsche „Weiße Liste" (http://arzt.weisse-liste.de). Diese Such- und Bewertungsseite wurde nach wissenschaftlichen Standards erstellt. Ausgehend von der Frage, was Patienten interessiert, wenn sie auf der Suche nach einem Arzt bzw. Zahnarzt sind, wurden in Zusammenarbeit von Patientenvertretern, Krankenkassen und Ärzten Fragebögen entwickelt und auf ihre Aussagekraft überprüft. So zählen zu den Kriterien unter anderen die Gestaltung des Wartezimmers, die tatsächliche Wartezeit trotz Termin, das Einfühlungsvermögen des Arztes, seine Gesprächsbereitschaft. Das sind alles durchaus wichtige Punkte, über die medizinische Kompetenz des Arztes sagen sie allerdings nichts aus; zudem sind das höchst subjektive Bewertungen.

Für andere Arztsuch- und -bewertungswebsites gibt es von den Konsumentenschützern noch weniger Lob. So mangelt es bei den angeführten Ärzten meist an der Anzahl der abgegebenen Bewertungen. Das mag sich mit der Zeit ändern. Waren es in den USA, wo es solche Websites schon wesentlich länger gibt, im Jahr 2005 noch rund 4.000 Ärztebewertungen, zählte man im Jahr 2010 bereits 130.000. Doch auch bei Lob-und-Tadel-Seiten in anderen Branchen zeigt sich immer wieder, dass die Menschen das Angebot zwar gerne zur Entscheidungsfindung nutzen, aber selbst eher selten ihre Meinung abgeben. Das bedeutet, dass wenige, meist hoch motivierte Nutzer großen Einfluss auf die Meinungsbildung nehmen. Weiterer Nachteil: Die User der Websites können die aufgefundenen Ärzte meist nicht nach den Kriterien sortieren, die ihnen besonders wichtig sind. Auch stellen manche Portale ziemlich persönliche Fragen an den Nutzer, etwa nach Krankheiten, nach dem Bildungsgrad oder dem Einkommen. Die Beantwortung ist zwar nicht Pflicht, aber das wiederum ist nicht überall gleich ersichtlich.

Wenige beeinflussen die Meinung vieler

Nicht nur Konsumentenschützer, auch Ärzte sind noch recht skeptisch, was den Nutzen solcher Bewertungsportale anlangt. So wird kritisiert, dass die Mediziner für gewöhnlich keine direkte Widerspruchsmöglichkeit gegen eine Aufnahme in die Portale haben und bei Veröffentlichung neuer Bewertungen nicht informiert werden. Auch besteht oft das Problem, dass Menschen eher dazu neigen, eine Bewertung abzugeben, wenn sie nicht zufrieden waren. Und in Bereichen wie Chirurgie, Orthopädie oder Innere Medizin gibt es erfahrungsgemäß mehr Beschwerden. Andererseits können die zu Bewertenden (das trifft auf Ärzte genauso zu wie auf Restaurants, Hotels oder Autospenglereien) ihre Verwandten und Bekannten animieren, Positivmeldungen abzugeben. Und schließlich sind

Mehr Beschwerden bei operativen Fächern

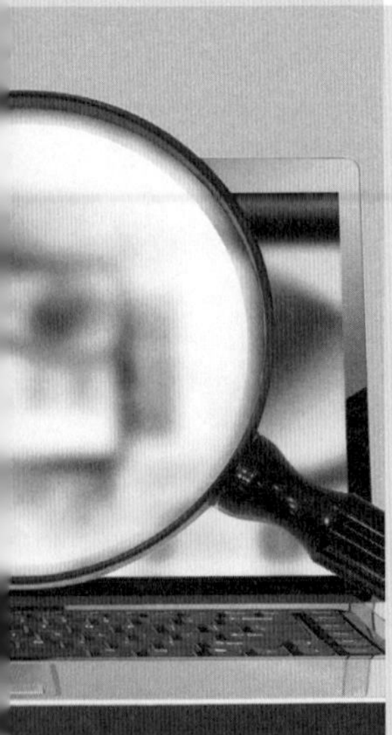

Foto: Angela Waye/Shutterstock.com

Bewertungsportale bewerten

Wie bei Websites mit medizinischen Inhalten (► Seite 23 ff) ist es auch bei Ärztebewertungsportalen sinnvoll, sich zunächst ein Bild von deren Zuverlässigkeit zu machen. Die Stiftung Warentest empfiehlt, solche Websites nur als zusätzliche Quelle zu nutzen (Stiftung Warentest 2011a). Das sollten sie jedenfalls bieten:

- Angaben zu Betreibern, Datenschutz und Finanzierung
- eine Arztsuche nach mehreren Kriterien (Fachgebiet, Ort, Name)
- sortierbare Trefferlisten
- einen differenzierten Fragebogen mit Punkten, die Nutzer beurteilen können
- keine persönlichen Fragen mit Pflicht zur Beantwortung
- Bewertungen nur mit Registrierung
- Überprüfung der Bewertungstexte
- eine Kontaktadresse zum Melden von Missbrauchsfällen
- wenn Ärztewerbung, dann als solche erkennbar
- verständliche Erläuterungen zur Bewertungsmethode und -darstellung
- Angaben zu Menge, Herkunft, Aktualität der Arztdaten und -bewertungen

die Hauptkunden von Ärzten ältere Menschen. Die aber tun sich nicht unbedingt im Internet um. Kurzum: Das Bild, das entsteht, kann zuweilen recht verzerrt sein. Um solche Verzerrungen hintanzuhalten, wird die Bewertung eines Arztes auf der erwähnten Weißen Liste erst dann freigeschaltet, wenn zehn Patienten ihr Urteil abgegeben haben, die auch namentlich bekannt sein müssen. Andere Portale nehmen es nicht so genau, entsprechend gering ist die Aussagekraft der Beurteilungen. Zudem verlangen etliche Websites, die gleichzeitig eine Arztsuche anbieten, von Ärzten eine Registrierungsgebühr. Die ist in der Höhe oft gestaffelt; wer mehr bezahlt, bekommt einen sogenannten Premiumeintrag – der mehr Aufmerksamkeit verschafft. Auch kritisieren Konsumentenschützer wie die deutsche Stiftung Warentest, dass oft nicht klar ist, bei welchem Text auf den Websites es sich um Werbung und bei welchem um eine Bewertung handelt. Der Sprecher der österreichischen Patientenanwälte Gerald Bachinger meint, es stecke noch viel Entwicklungsarbeit in den Bewertungsportalen: „Ich halte sie für ein Zukunftsgebiet in Österreich", sagt er

Geringe Aussagekraft

(► Seite 108). „Das darf man allerdings nicht dilettantisch angehen und es sollte nicht privaten Unternehmen überlassen werden. Das ist eine Aufgabe der Gesundheitspolitik."

Vorsicht geboten ist jedenfalls bei Ranglisten von vermeintlich besten Medizinern, wie sie immer wieder in Hochglanzmagazinen auftauchen. Die Kriterien, wie diese Listen zustande kommen, sind alles andere als wissenschaftlich. Sie bestehen meist darin, dass die verantwortlichen Redakteure andere Ärzte um ihre Meinung fragen. Oft finden sich dann jene Mediziner an der Spitze, die an einflussreicher Stelle sitzen und sowieso häufig in den Medien auftauchen. Und bekanntlich ist nicht unbedingt derjenige, der am lautesten schreit, auch der Beste.

Ranglisten in Magazinen

Patientenzufriedenheit kann der Gesundheit schaden

In den USA ist die Bewertung von Ärzten und Krankenhäusern schon sehr viel weiter fortgeschritten als hierzulande. Und zudem ein Riesengeschäft von gewinnorientierten Unternehmen. Nach so gut wie jedem Arztbesuch flattern den Patienten Bewertungsbögen ins Haus. Doch es zeigen sich bereits andere Konsequenzen. Immer wieder wird diskutiert, ob die Bezahlung von Gesundheitsdienstanbietern – also neben Ärzten auch Physiotherapeuten, Diätassistenten oder Psychologen – auch von der Patientenzufriedenheit abhängig gemacht werden soll. Das scheint keine gute Idee zu sein, denn in diesem Spiel kann der Patient der Verlierer sein: Die Zufriedenheit der Patienten ist nämlich nicht automatisch gleichbedeutend mit medizinisch guter Behandlung. Anders gesagt: Nur weil jemand zufrieden aus der Ordination geht, muss er noch nicht bei einem guten Arzt gewesen sein. „Subjektive Patientenzufriedenheit ist als Qualitätskriterium sicher zu wenig", sagt auch Patientenanwalt Bachinger.

Geld folgt Zufriedenheit?

Einer Umfrage der South Carolina Medical Association zufolge sind die Patienten umso zufriedener, je mehr Untersuchungen der Arzt anordnet und je mehr und stärkere Medikamente er verschreibt – was der Gesundheit nicht unbedingt zuträglich ist. So gaben 55 Prozent der befragten Ärzte an, dass sie bereits Untersuchungen angeordnet hatten, von denen sie wussten, dass sie unzweckmäßig waren, nur um die Patienten zufriedenzustellen. Fast die Hälfte gab zu, Antibiotika und starke Schmerzmittel verschrieben zu haben, obwohl es medizinisch nicht gerechtfertigt war. Die Notfallambulanz eines Krankenhauses, die in Patientenbewertungen schlecht abgeschnitten hatte, begann daraufhin, den Patienten bei der Entlassung ein starkes, aber süchtig machendes Schmerzmittel mitzugeben; und viele Doktoren machen die Erfahrung, dass ihre Bewertungen abrutschen, wenn sie die Patienten auf notwendige Lebensstiländerungen wie Abnehmen, mehr Bewegung und einen Rauchstopp hinweisen. „Die Herausforderung ist: Wie sprechen wir mit den Patienten darüber so, dass sie die Ordination nicht unglücklich verlassen", sagt Suchtexpertin Aleksandra Zgierska (Falkenberg 2013).

Zu viel Medizin

Irren ist menschlich

Während sämtliche Empfehlungen zur Arzt- oder Krankenhaussuche – ob im weltweiten Netz oder in Broschüren von Patientenorganisationen – sich hauptsächlich um Kriterien drehen, die mit der Ausstattung der Ordination, dem Essen im Spital, Wartezeiten, der Terminvergabe oder mit der sogenannten sozialen Kompetenz des Personals zu tun haben, gibt es kaum Informationen dazu, wie es um die fachliche Kompetenz eines Arztes oder eines Teams im Krankenhaus bestellt ist. Kein Wunder. Diese Ergebnisqualität zu messen gehört zu den kniffligsten Aufgaben im Gesundheitswesen (► Seite 40 f).

Der Laie würde ja meinen, dass es nicht so schwer sein kann, das positive Ergebnis medizinischer Arbeit zu erkennen: Die Patienten sind nachher gesünder als vorher. Doch so einfach ist es nicht. Zu viele Faktoren sind im Spiel. Manchmal ist eine leichte Linderung der Schmerzen das beste zu erzielende Behandlungsergebnis. Und nicht jede Komplikation bei einer Operation ist gleichbedeutend mit Pfusch des Chirurgen.

Im Wirtschaftsleben nennt man verschiedene Maßnahmen, die gewährleisten, dass das hergestellte Produkt seinen Preis wert und von gewisser Dauerhaftigkeit ist, Qualitätssicherung oder Qualitätsmanagement. Seit Ende der 1980er-Jahre gibt es zahlreiche Modelle, Qualität sicherzustellen, wie etwa die ISO-Zertifizierung. Im Gesundheitswesen – wo es mittlerweile auch eine ganze Reihe solcher Zertifizierungen und ein blühendes Geschäft damit gibt – ist eine Qualitätssicherung jedoch ungleich schwieriger. Umgekehrt besteht kein Zweifel an mangelnder Qualität, wenn ein sogenannter Kunstfehler passiert ist (heute spricht man eher von „Behandlungsfehlern", weil die Bezeichnung „ärztliche Kunst" in Misskredit geraten ist, ► Seite 69). Wurde das rechte statt dem linken Bein amputiert, die falsche Blutkonserve verabreicht, ein Medikament zu hoch dosiert, fehlt es an Qualität. Wer Qualität schaffen will, muss Fehler verhindern.

Eine neue Fehlerkultur

Medizinische Fehler waren bis vor nicht allzu langer Zeit ausschließlich Gegenstand von Zeitungsberichten und Gerichtsverhandlungen. Sonst wurde der Mantel des Schweigens darübergebreitet. Schließlich macht niemand gerne Fehler, am allerwenigsten solche, die im Extremfall Menschenleben kosten können. Und die Angst vor einer Blamage oder vor haftungsrechtlichen Konsequenzen war für Ärzte und Krankenhauserhalter zu groß. Abgesehen davon hilft es dem betroffenen Patienten nicht mehr, wenn eine solche Angelegenheit im Nachhinein an die große Glocke gehängt wird. Man ging davon aus, dass derartige missliebigen bis tragischen Ereignisse Ausnahmen sind.

Zu Anfang des neuen Jahrtausends erschien in den USA ein Buch, das eine tief greifende Veränderung bringen sollte. In „To Err is Human: Building a Safer Health System" („Irren ist menschlich: Für ein sicheres Gesundheitssystem") wurde zum ersten Mal unumwunden beschrieben, dass solche unerwünschten Ereignisse wesentlich häufiger vorkommen als bis dato angenommen. So war es innerhalb eines Jahres im Staat New York bei 3,7 von 100 stationären Aufnahmen zu durch die Behandlung verursachten Gesundheitsschäden gekommen. In 69 Prozent dieser Fälle war tatsächlich ein vermeidbarer Fehler passiert. Diese Angaben wurden durch eine Untersuchung an chirurgischen Patienten mit einer Schadenhäufigkeit von drei Prozent (davon 54 Prozent vermeidbare Fehler) bestätigt (Kohn et al. 2000). In anderen Ländern war, obwohl genaue Angaben meist fehlten, die Situation nicht viel anders.

Aber es ging den Autoren des weltweit Aufsehen erregenden Berichts nicht darum, mit dem Finger auf die Kollegen zu zeigen, denen ein Missgeschick passiert war. Im Gegenteil. Die Quintessenz des Buches lautete: Irren ist menschlich. Und Ärzte sind auch nur Menschen. Aber vor allem: Aus Fehlern kann man klug werden. Das setzt allerdings voraus, dass solche Schlappen nicht unter den Teppich gekehrt werden, dass Ursachenforschung betrieben und dass akzeptiert wird, dass gerade das Gesundheitswesen ein fehlerträchtiges Gebiet ist. So beträgt die Fehlerrate bei einfachen Tätigkeiten wie dem Ablesen von Instrumenten rund 0,3 Prozent. Sie steigt bei komplexeren Vorgängen – wie beispielsweise der Kontrolle von Geräten ohne Checklisten – auf bis zu zehn Prozent. Bei Aktivitäten mit viel Stress und hoher Gefahrenneigung wie etwa einer Notoperation beträgt die Fehlerrate sogar bis zu 25 Prozent (Thomeczek et al. 2006). Zudem dürfen, will man aus Fehlern lernen, diejenigen, die den Fehler begangen haben, nicht an den Pranger gestellt werden. Denn wichtig ist, zu begreifen, dass Fehler nicht zwangsläufig aufgrund von menschlichem Versagen passieren. Oft handelt es sich um eine Verkettung unglücklicher Ereignisse oder kleiner Pannen.

Ursachenforschung ist wichtig

Aus Fehlern werden Ärzte klug

Klar ist, dass eine Hemmschwelle überschritten werden muss: Fehler zuzugeben ist nicht einfach. Doch nicht zuletzt aufgrund der Empfehlungen des Europarates für mehr Patientensicherheit wurde seither in vielen Gesundheitseinrichtungen etwas ins Leben gerufen, was in andere Branchen schon längst üblich ist: Fehlermeldesysteme (im Fachjargon meist CIRS genannt, nach dem englischen Ausdruck Critical Incident Reporting System). Solche Fehlermeldesysteme funktionieren so, dass tatsächliche Pannen oder auch Beinahe-Fehler – eben Ereignisse, die schlimme Folgen hätten haben können – einer zentralen Stelle gemeldet werden; das kann auch anonym sein. Und die Missgeschicke müssen nicht zwangsläufig lebensbedrohlich für den Patienten gewesen sein. Dabei wird davon ausgegangen, dass einem schwerwiegenden Zwischenfall in der Regel mehrere Hundert ähnliche Vorfälle ohne oder mit geringen Schadensfolgen vorausgegangen sind.

Die Fehler melden

Freilich ist es mit der Meldung von Fehlern oder potenziell gefährlichen Vorkommnissen nicht getan. Diese Ereignisse müssen zurückverfolgt und analysiert werden. Nur dann ist es möglich, dass Schwachpunkte und Sicherheitslücken identifiziert werden und ähnliche Fehler – gemäß der Volksweisheit, man sollte jeden nur einmal machen – vermieden oder verhindert werden können.

Dass das nicht nur in größeren Gesundheitseinrichtungen funktioniert, sondern auch bei niedergelassenen Ärzten, beweist die Initiative „Jeder Fehler zählt" (www.jeder-fehler-zaehlt.de) von deutschen Hausärzten. Da berichtet beispielsweise ein Allgemeinmediziner von einem Patienten, dem zur Langzeitmessung eine Blutdruckmanschette angelegt wurde. Zwar wurde ihm gesagt, dass er die Manschette lockern könne, doch als er nach ein paar Tagen wieder in die Ordination kam, hatte er unter der Manschette eine Hautabschürfung und einen Ausschlag. Er hatte das unangenehme Gefühl der eng sitzenden Manschette ertragen, weil er dachte, das müsse so sein, und zudem noch eine Unverträglichkeitsreaktion auf das Material entwickelt.

Jede Meldung ist wichtig

Fazit: Dem nächsten Patienten, der eine solche Langzeit-Blutdruckmessung benötigt, wird eine schriftliche Erläuterung mitgegeben und er bekommt einen dünnen Gazeverband unter die Manschette. Davon profitieren auch Patienten anderer Ärzte, die regelmäßig die Berichte auf der Website lesen.

Inzwischen hat etwa auch der Rettungsdienst des Roten Kreuzes ein solches Fehlermeldesystem eingerichtet. Mit ausschlaggebend war ein Ereignis, das dramatische Folgen hätte haben können: Aufgrund einer internen Umstellung wurden in der Beladung der Notfallkoffer und Fahrzeuge Arzneimittel ausgetauscht. Sie haben zwar dieselben Wirkstoffe, aber einen anderen Namen. Die verwendeten Checklisten wurden jedoch nicht überarbeitet, auch die Mitarbeiter sowie die Notärzte erhielten keine entsprechenden Informationen. Beim Fahrzeugcheck fiel zwar auf, dass andere Medikamente im Koffer und im Fahrzeug waren, dem wurde aber keine weitere Bedeutung beigemessen. „Dass es in diesem Fall früher oder später zu Problemen kommen muss, liegt auf der Hand", sagt Markus Glanzer vom Österreichischen Roten Kreuz (2012). Im Nachhinein scheint die Lösung einfach – doch vermieden kann ein ähnliches Versehen nur werden, wenn man darüber spricht.

Qualität sichtbar machen

Das Zauberwort, das seit einiger Zeit im Gesundheitswesen von allen, die es verbessern wollen, im Mund geführt wird, heißt „Transparenz". Was so viel heißt wie: die Leistung eines Arztes bzw. eines Krankenhauses publik zu machen. Denn anhand von Fehlermeldesystemen mögen zwar die Ärzte oder die Krankenhausbetreiber selbst wissen, wie oft etwas passiert oder Schlimmes verhindert werden kann. Doch wie gut – oder schlecht – in einer Gesundheitseinrichtung behandelt wird, erfährt kaum einer, und die Patienten zuallerletzt. Und schließlich geht es in einem modernen Gesundheitssystem einerseits darum, Mängel zu beheben, aber auch darum, dass sich Patienten darüber informieren können, wo welche Leistung zu erwarten ist.

In vielen Ländern gehört das Messen und das Veröffentlichen der Leistungen von Ärzten und Krankenhäusern längst zum Alltag. So können Patienten nicht nur eine informierte Wahl treffen, wem sie sich anvertrauen, wenn sie medizinische Hilfe benötigen. Transparenz, so heißt es, kann auch die Qualität fördern. Wenn jeder weiß, wie gut der andere ist, kann das ein Ansporn sein. Zudem können auf diese Weise die wirkungsvollsten Untersuchungs- und Behandlungsmethoden erkannt und anschließend im Versorgungsalltag umgesetzt werden. Österreich hinkt auf diesem Gebiet noch etwas hinterher. Die seit 2008 bestehende Plattform Patientensicherheit (► Seite 124), deren Anliegen es ist, das österreichische Gesundheitssystem auch für Patienten transparenter zu machen, ist eine der Ausnahmen. Und da in Österreich bislang kaum über die Qualität der medizinischen Behandlung informiert wird, heißt es immer noch: Als Patient geht man dorthin, wohin einen die Mundpropaganda treibt. Oder wo man jemanden kennt. „Österreicher haben offensichtlich das meiste Vertrauen in die Macht von Beziehungen und in die persönliche Bevorzugung gegenüber der anonymen Masse", urteilt Roland Schaffler, Leiter des Instituts für Qualität und Information im Gesundheitswesen und Herausgeber der Zeitschrift „Qualitas" (2012).

Ist Mundpropaganda besser?

Zwar sind seit 2005 niedergelassene Ärzte, Krankenhäuser und andere Gesundheitseinrichtungen in Österreich per Gesetz zur Qualitätssicherung verpflichtet. In den Spitälern wurden Qualitätsmanager eingesetzt, niedergelassene Ärzte finden sich in regelmäßigen Abständen zu Qualitätszirkeln zusammen. Aber nur einige wenige Institutionen, meist private Spitalserhalter, stellen die Qualitätsberichte auf ihre Website. Das Bundesinstitut für Qualität im Gesundheitswesen BIQG und die Ärztekammer bzw. deren Qualitätsinstitut ÖQMed sind dazu verpflichtet, zu überprüfen, ob die Gesundheitseinrichtungen die Qualitätsvorgaben einhalten. Doch während etwa in Dänemark, Norwegen oder Schweden die Resultate dieser nationalen Überprüfungen veröffentlicht werden, ist das in Österreich nicht oder nur sehr oberflächlich der Fall. Zudem geht es darin bisher vor allem um die Qualität von Prozessen (also von vorgegebenen Behandlungs- und Arbeitsabläufen) oder von Strukturen (etwa die Sicherheit von Einrichtungen). Dafür gibt es allerlei Zertifizierungen und Gütesiegel, mit denen sich einzelne Spitalsabteilungen oder Ärzteordinationen gern schmücken. Inzwischen sind es aber so viele, dass es schwer ist, den Überblick zu behalten und einzuschätzen, was sie tatsächlich aussagen.

Qualitätsberichte sind selten

Qualität in Arztpraxen

Um die Güte der Leistungen von niedergelassenen Ärzten zu kontrollieren, wurde 2004 von der Österreichischen Ärztekammer die Österreichische Gesellschaft für Qualitätssicherung & Qualitätsmanagement in der Medizin (ÖQMed) gegründet. Bis Ende 2008 wurden alle Arztordinationen – wie vom Gesetz vorgesehen – einmal überprüft. Die allgemeinen Erkenntnisse wurden im „Ärztlichen Qualitätsbericht" dargestellt (ÖQMed 2009). Wenn eine Ordination allen Qualitätskriterien entspricht, stellt die ÖQMed ein Zertifikat aus. Dieses ist bis zur nächsten Evaluierung gültig.
Kritiker bemängeln, dass damit die Ärzte die Beschreibung, Analyse und Bewertung ihrer Arbeit (im Fachjargon „Evaluierung") sozusagen selbst vornehmen. Und zwar in doppeltem Sinn. Nicht nur, dass die prüfende Stelle die Interessenvertretung der Ärzte ist. Die niedergelassenen Ärzte füllen die Fragebogen auch noch selber aus. Darin werden sie z.B. nach Ausstattungsmerkmalen ihrer Praxen oder nach ihrem Fortbildungsstand befragt. Etwa danach, ob sie über die theoretischen und praxisbezogenen Veränderungen und Fortschritte in Diagnostik und Therapie nach dem aktuellen Stand der Medizin informiert sind und sich gemäß Ärztegesetz fortbilden. Welcher Arzt würde das mit Nein beantworten, zumal er damit, wie im Fragebogen angegeben, „einen Mängelbehebungsauftrag auslösen" würde?

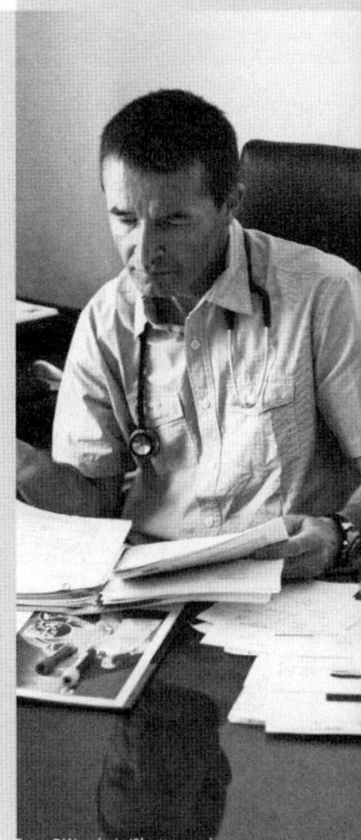
Foto: DWaschnig/Shutterstock.com

Wie gut ist gut?

Über die Definition der Ergebnisqualität wird immer noch diskutiert. Denn dafür braucht es Kennziffern, über die man sich einigen muss. Das kann die (geringe) Häufigkeit von im Krankenhaus erworbenen Keimen sein; die Anzahl von Komplikationen, die nach einem operativen Eingriff auftreten, oder wie oft es vorkommt, dass Patienten nach einer Behandlung neuerlich aufgrund desselben Gesundheitsproblems beim selben Arzt landen oder ins Krankenhaus aufgenommen werden müssen. Oder umgekehrt: die durch eine Behandlung wiedergewonnenen Funktionen oder zurückerlangte Lebensqualität. Das alles ist natürlich eine Frage der Datenerhebung und -auswertung, an der es in Österreich hapert. Vor allem im Bereich der niedergelassenen Ärzte.

Verschiedene Kennziffern für Ergebnisqualität

Ansätze gibt es jedoch bei verschiedenen Operationen, wo sogenannte Register erstellt werden, beispielsweise das Hüftendoprothesen-Register. In einer Gemeinschaftsarbeit des Österreichischen Bundesinstituts für Qualität im Gesundheitswesen und der medizinischen Fachgesellschaft für Orthopädie und orthopädische Chirurgie wird erhoben, ob, welche und nach welcher Zeitspanne Probleme bei Patienten auftreten, denen ein künstliches Hüftgelenk eingesetzt wurde. Mithilfe dieses Registers soll es möglich sein, Verlaufskontrollen bundesweit einheitlich zu erfassen und Daten über Behandlungserfolge bzw. über Unterschiede bei Implantaten verschiedener Hersteller zu erhalten. Sofern tatsächlich alle Krankenanstalten teilnehmen, in denen diese Operation und die Nachbehandlung durchgeführt wird; denn das ist die Krux: Die Teilnahme an diesen Registern – ähnliche gibt es auch bei Herzschrittmachern – ist freiwillig.

Verlaufskontrollen werden erfasst

Die fehlende Verpflichtung, Daten zu melden, ist also eines der Probleme bei der Ergebniskennziffern-Erhebung und der Beurteilung von Qualität. Es versteht sich von selbst, dass die Krankenhäuser bzw. Abteilungen, in denen häufig Probleme auftreten, nicht an der Erhebung teilnehmen. Auch besteht die Gefahr der „Rosinenpickerei": Risikopatienten werden gar nicht erst aufgenommen.

Rosinenpickerei

Überhaupt herrscht über die Sinnhaftigkeit und Aussagekraft auch anderer sogenannter Qualitätsindikatoren Uneinigkeit. Denn deren Veröffentlichung hat nicht nur Vorteile. Beispielsweise was die Sterblichkeitsraten in bestimmten Krankenhäusern anlangt. „Verständlicherweise äußern sich Health Professionals nicht selten besorgt darüber, in ihren Ergebnissen (z.B. Mortalitäts- oder Komplikationsraten) verglichen zu werden", sagt Roland Schaffler, „da ‚jeder Mensch/Patient eben anders ist' und ‚Äpfel nicht mit Birnen' verglichen werden können." Denn will man einen Schluss über die Qualität der Behandlung in verschiedenen Krankenhäusern aus der Anzahl der Patienten, die dort versterben, ziehen, muss man auch wissen, wie schwer erkrankt bzw. wie alt die Patienten bei der Einlieferung ins Spital waren. „Risikoadjustierung" nennen Statistiker diesen höchst komplizierten Vorgang, bei dem auch solche Kriterien berücksichtigt und nicht nur Zahlenkolonnen, sondern auch Patientengruppen miteinander verglichen werden. Und diese Risikoadjustierung stellt laut Schaffler „bei der Interpretation von statistischen Aussagen zur Ergebnisqualität (größtenteils aus Gründen der praktischen Durchführbarkeit und Finanzierung) noch die ungelöste Herausforderung dar" (Schaffler 2012).

Qualitätsvorgaben ins Gegenteil verkehrt

Abgesehen davon kann das Bemühen, gewissen Qualitätsvorgaben zu entsprechen, auch das Gegenteil von Patientensicherheit bewirken. Etwa, dass jene Leistungen, deren Ergebnisse nicht gemessen werden, an Bedeutung verlieren und vernachlässigt werden. Oder dass mit aller Kraft versucht wird, die gewünschten Ergebnisse zu liefern. Ein Gütemaßstab in Spitälern ist die geringe Verwurfsrate von Blutkonserven. Im Sommer 2011 ging ein Raunen durch den österreichischen Blätterwald, weil der Rechnungshof festgestellt hatte, dass beispielsweise im Wiener Allgemeinen Krankenhaus innerhalb eines Jahres Blutprodukte im Wert von 400.000 Euro entsorgt werden mussten. Sie waren, entgegen der Bestellung der zuständigen Chirurgen, für die jeweiligen Operationen nicht benötigt worden (Rechnungshof 2011). Das ist zwar häufig der Fall, doch können nicht alle Blutkonserven erneut aufbereitet und einem anderen Patienten verabreicht werden. Um keine hohen Verwurfsraten zu produzieren, kommt es vor, dass Patienten die bestellten Blutkonserven bekommen, obwohl es nicht gar notwendig wäre. Nicht immer zu ihrem Besten, wie sich in mehreren Studien gezeigt hat. So ist schon länger bekannt, dass nach einer Bluttransfusion die Gefahr von Infektionen und möglicherweise auch das Risiko eines Wiederauftretens von bösartigen Tumoren steigt (Hébert et al. 1999).

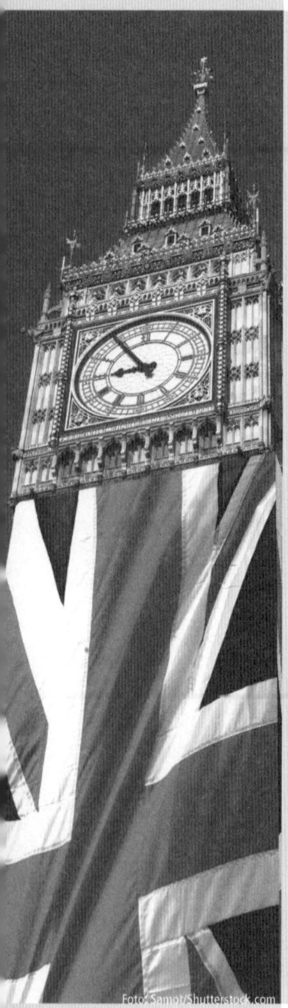
Foto: Samot/Shutterstock.com

Ärzte-TÜV in Großbritannien

Die Frage der Qualitätssicherung der ärztlichen Versorgung stellt sich in allen Ländern. Sie wird unterschiedlich gelöst. Einen für Ärzte besonders steinigen Weg geht neuerdings Großbritannien. Mehr als zehn Jahre wurde darüber diskutiert. Vor allem die Patientenvertreter machten sich dafür stark. Als Beispiel nahmen sie die Berufspiloten. Diese müssen alle sechs Monate am Simulator einen Kompetenznachweis erbringen. Deshalb heißt es seit Anfang Dezember 2012: Es gibt nur mehr Ärzte auf Zeit. In anderen Ländern – wie auch in Österreich – gilt: Jeder Arzt, der seine Berufsberechtigung erworben hat, kann bis ans Ende seiner Tage praktizieren, sofern ihm diese Berechtigung nicht aufgrund schwerer, nachgewiesener, patientenschädigender Fehler entzogen wird. Jenseits des Kanals hält man es jetzt anders. Die Ärzte müssen zeigen, dass sie gut sind. Dazu legt der General Medical Council (vergleichbar unserer Ärztekammer) zu jedem Mediziner ein Dossier mit gewissen zu erfüllenden Kriterien an: Fortbildung, Beurteilung durch Patienten, Mitarbeiter und Kollegen; kritische Selbsteinschätzung. Auch Leistungsberichte müssen einmal jährlich zur Verfügung gestellt werden. Kommen Zweifel an der fachlichen Eignung auf, und seien sie auch nur auf die Kommunikation mit Kollegen und Patienten bezogen, wird eine Nachschulung angeordnet. Bringt auch die nichts, erlischt nach fünf Jahren die Approbation – der Arzt darf nicht mehr praktizieren.
Freilich ist diese Art von Kontrolle nicht nur der harschen Kritik der Ärzte ausgesetzt, sie ist auch nicht billig. 125 Millionen Euro pro Jahr werden dafür veranschlagt. Doch der britische Gesundheitsminister sieht das Geld gut angelegt. Er erwartet sich davon, dass es weniger Kunstfehler, Patientenleid und Schadenersatzprozesse gibt. Dabei behandeln die britischen Ärzte laut internationalen Vergleichen mindestens genauso gut wie die Doktoren anderer Länder: sorgsam und verantwortungsbewusst. Aber der britische Ärztekammerpräsident verspricht sich von dieser Maßnahme, „gute Ärzte noch besser zu machen". Die genaue Bewertung der Ärzte bleibt jedoch auch in Großbritannien bei der Ärztekammer unter Verschluss (Evers 2012).

Vor allem bei Operationen scheinen Fallzahlen das entscheidende Qualitätsmerkmal zu sein. Die nachvollziehbare Überlegung dahinter: Wenn ein Chirurg und sein Team einen Eingriff häufig vornehmen, haben sie große Routine und die Wahrscheinlichkeit, dass es zu Komplikationen bis hin zum Tod des Patienten kommt, sinkt. In anderen Ländern wie etwa in Deutschland müssen diese Zahlen im jährlichen Qualitätsbericht veröffentlicht werden. Wenn eine Krankenhausabteilung eine Leistung anbietet und die vorgeschriebene Mindestzahl nicht erreicht, also nicht genug Patienten hat, die so behandelt wurden, dann darf sie diese Leistung nicht mehr erbringen. Auch in Österreich hatte die Fallzahlmessung bereits Konsequenzen. So stellte der Rechnungshof im Jahr 2012 fest, dass im Krankenhaus Hallein im Jahr nur sechs bis sieben Schilddrüsenentfernungen vorgenommen wurden, obgleich die Qualitätsmindestanforderung bei 30 derartigen Eingriffen liegt. Bei Brustkrebsoperationen sah die Diskrepanz nicht viel anders aus: Im Durchschnitt wurden vier solche Operationen durchgeführt, die Mindestzahl liegt bei 30. Das Krankenhaus Hallein zog die Konsequenzen daraus und kündigte an, diese Leistungen nicht mehr anzubieten (springermedizin.at 2012).

Fallzahlmessung mit Konsequenzen

Die Messung der Qualität anhand von Fallzahlen hat jedoch auch zwei entscheidende Haken: Krankenhäuser beziehen ihre Daseinsberechtigung und ihre Finanzierung aus der Tatsache, dass sie Leistungen erbringen. Abgerechnet werden einzelne Leistungen. Das bedeutet, vereinfacht gesagt: mehr Leistung = höhere Daseinsberechtigung und mehr Geld – egal ob aus öffentlichen oder privaten Kassen. Die Konsequenz daraus kann manchmal sein: unnötige Leistungen, zu viele Operationen oder Untersuchungen, die nicht unbedingt notwendig sind. Der explosionsartige Anstieg an Knie- und Wirbelsäulenoperationen könnte darauf hindeuten (► Seite 71). Gesundheitsökonom Ernest Pichlbauer drückte das nicht nur einmal ziemlich direkt aus: „Und aus diesem Grund bin ich der festen Überzeugung, dass Leistungen erbracht werden, die nicht nötig wären. Wir haben eine extrem hohe Quote an Blinddarmentfernungen, es gibt Regionen, die sind gebärmutterfrei, es gibt viel zu viele Mandeloperationen und all das nur, um möglichst jede Versorgungseinrichtung zu rechtfertigen." (Langbein 2008).

Unnötige Operationen?

Kurz und schmerzlos

Wenn man ein Gesundheitsproblem hat, kann bei der Wahl des Arztes folgende Frage ausschlaggebend sein: Wie lange muss man im Akutfall auf einen Termin warten? Der Verein für Konsumenteninformation hat das im Jahr 2008 bei jeweils zehn Ärzten aus neun Fachgruppen getestet (KONSUMENT 2008a). Die von den Testpersonen vorgetragene identische Krankengeschichte war so konstruiert, dass zwar kein Notfall vorlag, der eine Spitalseinweisung erforderlich gemacht hätte, die beschriebenen Symptome erforderten jedoch eine möglichst rasche Abklärung durch einen Facharzt.

Rasche Terminvergabe

Bei 142 von 180 Anfragen (79 Prozent) kam es zu einer raschen Terminvergabe innerhalb von zwei Tagen, in mehr als der Hälfte aller Fälle (99) erhielten beide Testpersonen sogar noch am selben Tag einen Termin. Die Anrufe wurden größtenteils kompetent und freundlich entgegengenommen, allerdings wurde vor allem bei Terminvergabe am selben Tag meist darauf hingewiesen, dass es zu längeren Wartezeiten in der Ordination kommen könne. Wenn die Tester angaben, eine Zusatzversicherung (siehe „Kasse oder privat?", ► Seite 47 f) zu haben, so verhalf ihnen das nur in 14 Fällen zu einem früheren Termin, 17 Mal wären sie als Kassenpatient vor einem Privatpatienten drangekommen.

Im Akutfall sei es Patienten jedenfalls nicht zuzumuten, dass sie am Telefon erst um einen früheren als den ursprünglich angebotenen Termin verhandeln müssten, resümierten die Konsumentenschützer. Denn das war im Test – und ist es wohl auch im Alltag – manchmal notwendig. Auch wenn der Patient am Telefon an einen anderen Kollegen oder gar an eine Spitalsambulanz verwiesen wird, steht das nicht auf dem Ruhmesblatt des betreffenden Doktors bzw. seiner Sprechstundenassistenz. Denn für eine Behandlung in einer Spezialambulanz wird meist eine Überweisung vom niedergelassenen Facharzt benötigt. Nach der Veröffentlichung des Tests kam es zu zahlreichen Reaktionen aus der Ärzteschaft, positiven wie negativen. Eine der hilfreichsten lautete: „Sollten Sie sich wieder einmal bei der Anmeldung unverstanden fühlen, so beharren Sie darauf, zum Doktor durchgestellt zu werden."

Drei Fachärzte pro Quartal

Wichtig zu wissen ist jedenfalls, dass seit der Einführung der e-card im Jahr 2005 pro Quartal drei Fachärzte aus verschiedenen Disziplinen (mit wenigen Ausnahmen, ► Seite 47) direkt konsultiert werden können. Erst beim vierten Facharzt ist eine Überweisung vom Allgemeinmediziner nötig. Ein Wechsel innerhalb einer Fachgruppe – z.B. von einem Gynäkologen zu einem anderen – ist im selben Quartal zwar möglich, die Kosten

Kleider machen Ärzte

Der weiße Mantel gehört zum Doktor wie das Stethoskop. Er gibt ihm Autorität – und schafft gleichzeitig eine Barriere zu den Patienten. Das hat sich bei einer Studie der Medizinischen Universität Graz herausgestellt. Im Rahmen dieser Studie mit Kinderärzten, Eltern und Kindern waren die Ärzte auf drei verschiedene Arten gekleidet: förmlich – mit Krawatte und weißem Mantel, etwas legerer – mit weißem Poloshirt, informell – mit buntem T-Shirt.
Die Auswertung der Ergebnisse zeigte, nicht wirklich überraschend, dass den Kindern das „bunte Outfit" am besten gefiel. Doch auch die Eltern bevorzugten den legeren Kleidungsstil: 95,45 Prozent der befragten Eltern hatten höchstes Vertrauen zum Arzt im farbigen T-Shirt; beim weiß bemäntelten Doktor waren es nur 84,6 Prozent (Hofmann et al. 2012).

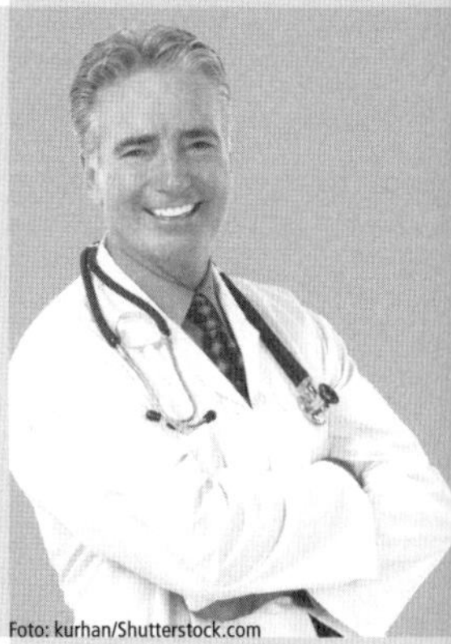
Foto: kurhan/Shutterstock.com

übernimmt die Krankenkasse allerdings nicht. Ausnahme sind Zahnärzte, wo pro Quartal drei verschiedene aufgesucht werden können, sowie das Einholen einer Zweitmeinung (► Seite 70 ff).

Anonyme Ärztetester

Auch die Krankenkassen senden übrigens immer wieder anonyme Ärztetester aus. Dabei geht es allerdings weniger darum, die Qualität der ärztlichen Behandlung oder die Vergabe von Terminen zu ergründen, vielmehr möchte man dadurch vermeintlichen falschen Abrechnungen auf die Spur kommen.

Zum Arzt oder gleich in die Ambulanz?

Ansturm auf die Spitalsambulanzen

Seit Jahren bemühen sich Gesundheitspolitiker und Krankenhausbetreiber, den Ansturm auf die Krankenhausambulanzen einzudämmen. Vorübergehend gab es zu diesem Zweck sogar eine Ambulanzgebühr. Der Grund: Das Ambulanzpersonal ist überlastet, Wartezeiten von fünf Stunden sind keine Seltenheit. Das bindet Kapazitäten für wirkliche Notfälle. Zudem ist die Behandlung eines Patienten in einer Spitalsambulanz für das Gesundheitssystem – das jeder Beitrags- und Steuerzahler finanziert – wesentlich teurer als ein Besuch beim niedergelassenen Arzt. Die hohen Kosten und die langen Wartezeiten hängen auch damit zusammen, dass in Krankenhäusern wesentlich mehr – meist technische –

Möglichkeiten zur Diagnosefindung zur Verfügung stehen, die dann auch genutzt werden. Das betrifft hauptsächlich bildgebende Verfahren wie Magnetresonanz- oder Computertomografie, die beispielsweise eingesetzt werden, um die Ursache von Kreuzschmerzen herauszufinden, ohne wirklich sinnvoll zu sein. Diese Art von Diagnose-Überversorgung nimmt in den letzten Jahren zu. „Die Ärzte versuchen sich abzusichern, weil sie sich fürchten, dass der Patient sie vor den Kadi zerrt, wenn sie nicht alles ausgenützt haben und später stellt sich heraus, es wurde etwas übersehen", sagt Patientenanwalt Gerald Bachinger. Und bekennt: „Ich erkenne mich da durchaus als Teil des Problems." (Tschachler 2010).

Etliche Spitäler wie etwa das Landeskrankenhaus Klagenfurt, das LKH Salzburg oder manche Krankenhäuser in Wien und Niederösterreich haben in der letzten Zeit zentrale Notaufnahmen geschaffen, die die Patientenströme entflechten sollen, denn es kommen ja auch Patienten zur Nachkontrolle in die Ambulanzen. Die Not- bzw. Erstaufnahmen funktionieren so, dass nach einer Erstbegutachtung des Patienten der entsprechende Facharzt kommt und über die weitere Vorgangsweise entscheidet. Das kann eine ambulante Behandlung, eine stationäre Aufnahme oder aber eine Überweisung zu einem niedergelassenen Arzt sein. Damit soll Zeit gespart und die Patientenversorgung insgesamt verbessert werden. Doch der Weisheit letzter Schluss ist auch das nicht.

Entflechtung der Patientenströme

Dabei ist nicht ganz klar, warum die Menschen die Spitalsambulanzen förmlich stürmen, denn es mangelt Österreich keineswegs an niedergelassenen Ärzten. Die Ärztedichte ist im Vergleich zu anderen europäischen Ländern sogar besonders hoch. Als Ursache dafür, dass die Ambulanzen aus allen Nähten platzen, ortet Patientenanwalt Gerald Bachinger auch falsche finanzielle Anreize – etwa „die Inhalte der Kassenverträge mit 15 Wochenstunden sowie Pauschalierungen und das fehlende verbindliche Tätigkeitsprofil für Kassenvertragsärzte". Denn oft werden Patienten von niedergelassenen Ärzten in die Ambulanzen weiterverwiesen, obwohl eine Abklärung und Behandlung auch außerhalb eines Spitals möglich wäre. Bloß sehen die Kassenverträge der Ärzte in manchen Bundesländern vor, dass sie ab einer gewissen Patientenanzahl kaum noch etwas verdienen.

Falsche finanzielle Anreize

Dass im Akutfall die Wartezeiten bei niedergelassenen Ärzten auch nicht anders sind als in der Ambulanz, zeigt der Test des Vereins für

Konsumenteninformation (► Seite 43 ff). Zu bedenken ist auch, dass in den Krankenhäusern in der Nacht nur die halbe Mannschaft tätig ist. Und die hat alle Hände voll zu tun, sich um die stationär aufgenommenen Patienten zu kümmern. Wenn also nicht wirklich ein Notfall besteht, ist es sinnvoller, am nächsten Tag zum Arzt zu gehen, als in der Nacht an die Tür einer Spitalsambulanz zu klopfen.

Besser zum niedergelassenen Arzt

Kasse oder privat?

In Österreich besteht freie Arztwahl, das heißt, jeder Patient kann sich aussuchen, von welchem (niedergelassenen) Arzt er behandelt werden möchte. Fachärzte für Radiologie, physikalische Medizin, Pathologie bzw. medizinische und chemische Labordiagnostik (sowie Institute, die solche oder ähnliche Leistungen anbieten) dürfen im Regelfall nur mit einer Zuweisung eines Allgemeinmediziners oder Facharztes in Anspruch genommen werden, alle anderen können direkt angesteuert werden.

Die Sache mit der freien Arztwahl hat allerdings einen Haken, und zwar einen finanziellen. Nicht jeder Arzt hat Verträge mit jeder der 19 Krankenkassen, und rund die Hälfte der niedergelassenen Allgemeinmediziner und Fachärzte haben überhaupt keinen Kassenvertrag. Sie werden Wahlärzte genannt. Hat ein Arzt beispielsweise nur Verträge mit den sogenannten Kleinen Kassen (z.B. Versicherungsanstalt öffentlicher Bediensteter BVA, Versicherungsanstalt für Eisenbahnen und Bergbau VAEB, Sozialversicherungsanstalt der gewerblichen Wirtschaft SVA), so ist er für Patienten der Gebietskrankenkasse Wahlarzt – und umgekehrt.

Kassenärzte und Wahlärzte

Wer zu einem Wahlarzt geht, ist eigentlich ein Privatpatient. Deshalb sollte der Arzt vorab nicht nur über die Art der vorzunehmenden Maßnahmen sowie deren medizinische Notwendigkeit, sondern auch über die Kosten genau aufklären. Die Höhe des Honorars kann der Wahlarzt selbst bestimmen. Anders als bei Kassenärzten, die ihre Leistungen mit der jeweiligen Krankenkasse nach gewissen Punktewerten abrechnen und für die der Patient nur im Fall von Selbstbehalten einen gewissen Betrag zuzahlen muss, ist die Leistung eines Wahlarztes – vorerst – selbst zu begleichen. Im Anschluss an die Behandlung wird deshalb eine Rech-

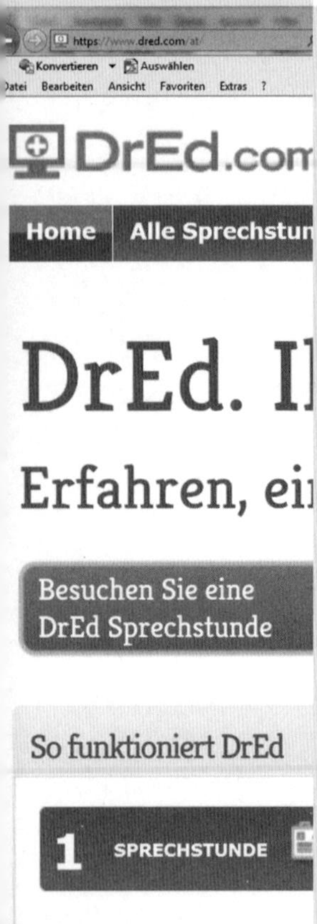

Der nächste User, bitte!

Ermöglicht durch EU-Gesetzgebung, öffnete im Jahr 2012 DrEd auch in Österreich die Pforten zu seiner virtuellen Ordination. Die Ärztekammer war wenig begeistert von der in London niedergelassenen Onlineplattform, die via Internet Medikamente verschreibt und Diagnosen stellt. Die Patienten fanden sich, zumindest nach Auskunft des Cyber-Docs, in Scharen ein: Sein Geschäftsmodell sieht vor, dass per Fernverordnung beispielsweise auch Arzneimittel zu bekommen sind, über deren Notwendigkeit mit dem Hausarzt zu diskutieren nicht jedermanns Sache ist.

Ein Jahr später hat der Verein für Konsumenteninformation (VKI) den Arzt im Netz getestet. Zwei Testpersonen wurden zur Behandlung in die Onlineordination „geschickt". Eine an Gonorrhö (Tripper) erkrankte Sexworkerin konsultierte die „Sexualsprechstunde", um ein Rezept für ein Antibiotikum zu erhalten. Ein Mann, der ins äthiopische Hochland zu reisen beabsichtigte, suchte um eine Malariaprophylaxe an. In beiden Fällen kam es zu gravierenden Fehlern. So wich etwa die vorgeschlagene Tripper-Behandlung von den in Österreich gültigen Leitlinien ab. Das gesetzliche Verbot für die briefliche Behandlung von Geschlechtskrankheiten wurde nicht eingehalten und die vorgeschriebene Meldepflicht für derartige Erkrankungen verletzt. Der Äthiopien-Reisende hätte gar kein Malariamittel benötigt, zudem war die Information zur Medikamenteneinnahme im Arztbrief falsch. „Alles in allem raten wir aufgrund unserer Testergebnisse davon ab, sich bei gesundheitlichen Fragen an DrEd zu wenden", sagt die VKI-Gesundheitsexpertin Bärbel Klepp. Nicht zuletzt deshalb, weil eine virtuelle Praxis die persönliche Begegnung von Arzt und Patient nicht ersetzen kann (KONSUMENT 2/2013).

nung ausgestellt, die man inklusive der Zahlungsbestätigung mit einem Antrag auf Kostenerstattung bei der Krankenkasse einreichen kann. Allerdings wird nicht von allen Kassen das gesamte Honorar vergütet, bei der Wiener Gebietskrankenkasse sind es beispielsweise nur 80 Prozent des Tarifs, den die Krankenkasse einem ihrer Vertragsärzte für diese Leistung erstatten würde. Da die Kassen quartalsweise abrechnen, ist etwa die Rückerstattung für eine Arztkonsultation vom Jänner frühestens im April auf dem Konto. Rezepte von Wahlärzten müssen von der Krankenkasse bestätigt bzw. durch einen Kassenarzt umgeschrieben werden, ehe sie in der Apotheke gegen Zahlung der Rezeptgebühr eingelöst werden können. Geschieht das nicht, sind die Medikamente privat zu bezahlen.

Wer eine Zusatzversicherung hat, kann die Honorarnote des Arztes dort einreichen.

Oder ganz einfach ein Kuvert?

Wie korrupt sind Ärzte?

Alle Jahre wieder kommt die Diskussion auf, ob und wie korrupt Ärzte sind. Zwar haben die Doktoren in sämtlichen Umfragen ein äußerst positives Image, auch ist das Vertrauen in sie wesentlich höher als etwa in Journalisten oder Politiker. Doch das schöne Bild bekommt immer wieder Kratzer. Etwa wenn auffliegt, dass Hörgeräteakustiker Provisionen an Ohrenärzte fließen lassen, die ihre Patienten zu ihnen schicken. Oder dass sich Krankenhausabteilungen die Vorreihung von Patienten, die auf eine Lebertransplantation warten, mit barer Münze honorieren lassen.

Die Organisation Transparency International wird nicht müde, darauf hinzuweisen, dass Korruption im österreichischen Gesundheitssystem weit verbreitet sei. „Das Schlimmste ist, dass es den Betroffenen gar nicht bewusst ist“, sagt Franz Fiedler, ehemals Rechnungshofpräsident und Vorsitzender des Beirats von Transparency International in Österreich (Höller 2013). Dass Patienten den Ärzten oder auch Krankenschwestern Kuverts zustecken, sei gang und gäbe. Außerdem bekämen Ärzte von Pharmafirmen so manches Goodie – etwa in Form von Provisionen für die Verschreibung bestimmter Arzneimittel. Die Unsitte, dass Ärzte von der Industrie zu Fortbildungsveranstaltungen in der Karibik oder anderen attraktiven Destinationen eingeladen werden, wurde inzwischen weitgehend eingedämmt. Doch die Ärztekongresse einschließlich der Gesellschaftsabende mit mehrgängigem Menü werden nach wie vor hauptsächlich von Pharmaunternehmen gesponsert. Das kann die Unvoreingenommenheit beeinträchtigen und zu Interessenkonflikten führen.

Annahme von Geschenken

Krankenhausärzten – zumeist Angestellte eines Landes oder einer Gemeinde – sowie Amtsärzten ist die Annahme von Geschenken sowieso verboten. Als Amtsträger drohen ihnen laut Korruptionsstrafrecht bei Bestechlichkeit und Vorteilsnahme im Fall einer Verurteilung Haftstrafen

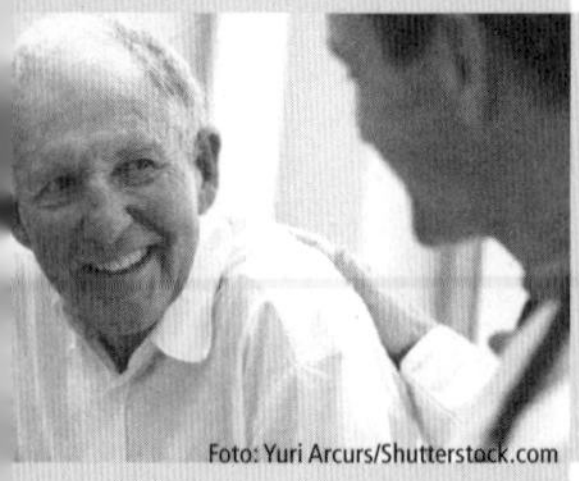
Foto: Yuri Arcurs/Shutterstock.com

Mitgefühl bringt bessere Resultate

Einfühlsame Ärzte haben gesündere Patienten. Zu diesem Schluss kam eine Studie der Universität im italienischen Parma. Anhand des Krankheitsverlaufs von mehr als 20.000 Diabetikern hatten Verhaltensforscher festgestellt, dass bei denjenigen am wenigsten Komplikationen auftraten, die in einem Fragebogen ihren Arzt als besonders mitfühlend beschrieben hatten (Del Canale et al. 2012).

bis zu zwei Jahren. In Privatspitälern tätige und niedergelassene Ärzte, egal ob mit oder ohne Kassenvertrag, sind jedoch keine Amtsträger. Das ist allerdings auch kein Freibrief, sich beschenken zu lassen. So können Ärzte nach dem Arzneimittelgesetz (AMG) mit einer Geldstrafe von bis zu 50.000 Euro belegt werden, wenn sie sich Vorteile für die Verschreibung eines bestimmten Arzneimittels gewähren lassen; Ähnliches gilt bei Medizinprodukten. Auch disziplinarrechtliche Konsequenzen vonseiten der Ärztekammer sind möglich. Sie können bis zur Streichung aus der Ärzteliste reichen, was einem Berufsverbot gleichkommt. Wie viele Ärzte pro Jahr solche Konsequenzen zu tragen haben, sagt die Österreichische Ärztekammer nicht. In Deutschland, wo zehnmal so viele Mediziner praktizieren wie in Österreich, waren von den 500 Korruptionsfällen innerhalb von fünf Jahren 40 so schwer, dass den Doktoren die Approbation aberkannt wurde (Mihm 2013).

Disziplinarrechtliche Konsequenzen

Spezialfall Zahnärzte

Da die Kosten für Zahnbehandlungen nur zu einem geringen Teil von den Krankenkassen übernommen werden, sind Zahnärzte dazu verpflichtet, ihre Patienten vorab nicht nur über Diagnose, Behandlungsablauf, Risiken und Folgen des Eingriffs sowie über Alternativen und Konsequenzen bei Unterlassen einer Therapie aufzuklären, sondern auch über die veranschlagten Kosten. Übersteigen diese Kosten einen derzeit mit 1.603 Euro angesetzten Betrag, hat der Patient das Recht auf einen schriftlichen Heil- und Kostenplan. Den kann er allerdings auch verlangen, wenn die

Die Kosten müssen vorab geklärt sein

Den richtigen Arzt finden

Bei der Suche nach dem richtigen Arzt ist es günstig, wenn Sie sich zuallererst darüber klar werden, was Ihre Bedürfnisse sind. Können Sie Intimes, Peinliches oder Problematisches besser mit einer Frau oder mit einem Mann besprechen? Wem bringen Sie mehr Vertrauen entgegen: einem jungen Arzt, der auf dem neuesten Stand des Wissens ist, oder einem älteren, bei dem Sie die langjährige Erfahrung schätzen?
Der niederösterreichische Patientenanwalt Gerald Bachinger hat gemeinsam mit deutschen Fachleuten des Ärztlichen Zentrums für Qualität in der Medizin einen elf Punkte umfassenden Fragenkatalog entwickelt. Der soll Ihnen dabei helfen, zu entscheiden, ob Sie sich bei Ihrem Arzt gut aufgehoben fühlen und ihn weiterempfehlen wollen. Die entscheidenden Fragen, die Sie sich stellen sollten, sind:

- Nimmt der Arzt mich und mein gesundheitliches Problem ernst?
- Erhalte ich von meinem Arzt ausführliche und verständliche Information und Beratung?
- Erhalte ich von meinem Arzt Hinweise auf weiterführende Informationsquellen und Beratungsangebote?
- Bezieht mich mein Arzt in alle Entscheidungen bezüglich meiner gesundheitlichen Situation ein?
- Werde ich von Arzt und Praxispersonal freundlich und respektvoll behandelt?
- Erhalte ich ohne Probleme Zugang zu meinen Patientenunterlagen?
- Akzeptiert mein Arzt, dass ich im Zweifelsfall eine zweite Meinung einholen möchte?
- Wird in der Praxis der Schutz meiner Person und Intimsphäre gewahrt?
- Wird in der Praxis der Schutz meiner persönlichen Daten gewahrt?
- Kann ich Arzt und Arztpraxis gut erreichen?
- Kann ich erkennen, ob und wie sich Arzt und Praxispersonal um die Qualität meiner Behandlung bemühen?

(Ärztliches Zentrum für Qualität in der Medizin 2009)

Freilich haben alle diese Punkte nichts mit der medizinischen Kompetenz des Arztes zu tun. Wichtig ist aber letztlich auch die vertrauensvolle Beziehung zwischen Arzt und Patient. Denn das Vertrauen zum Arzt ist auch ein wichtiger Heilungsfaktor. Und es kann selbst mit der genauesten Checkliste nicht abgefragt oder beurteilt werden, sondern ergibt sich nur durch ein offenes Miteinander.

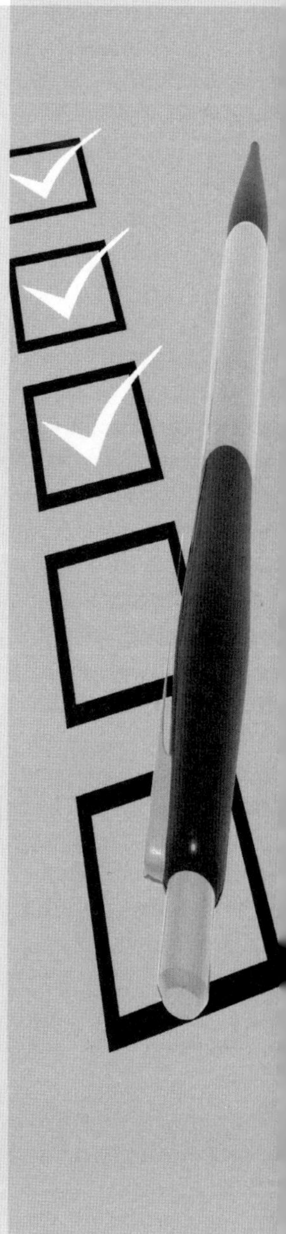

Foto: mills21/Shutterstock.com

finanzielle Belastung geringer anzunehmen ist. Der Zahnarzt sollte im Rahmen der Aufklärung auch darüber informieren, welcher Anteil voraussichtlich von der Krankenkasse übernommen wird und welcher vom Patienten zu tragen ist. Das alles soll dem Patienten vor allem bei der Entscheidung für oder gegen einen bestimmten Zahnersatz helfen.

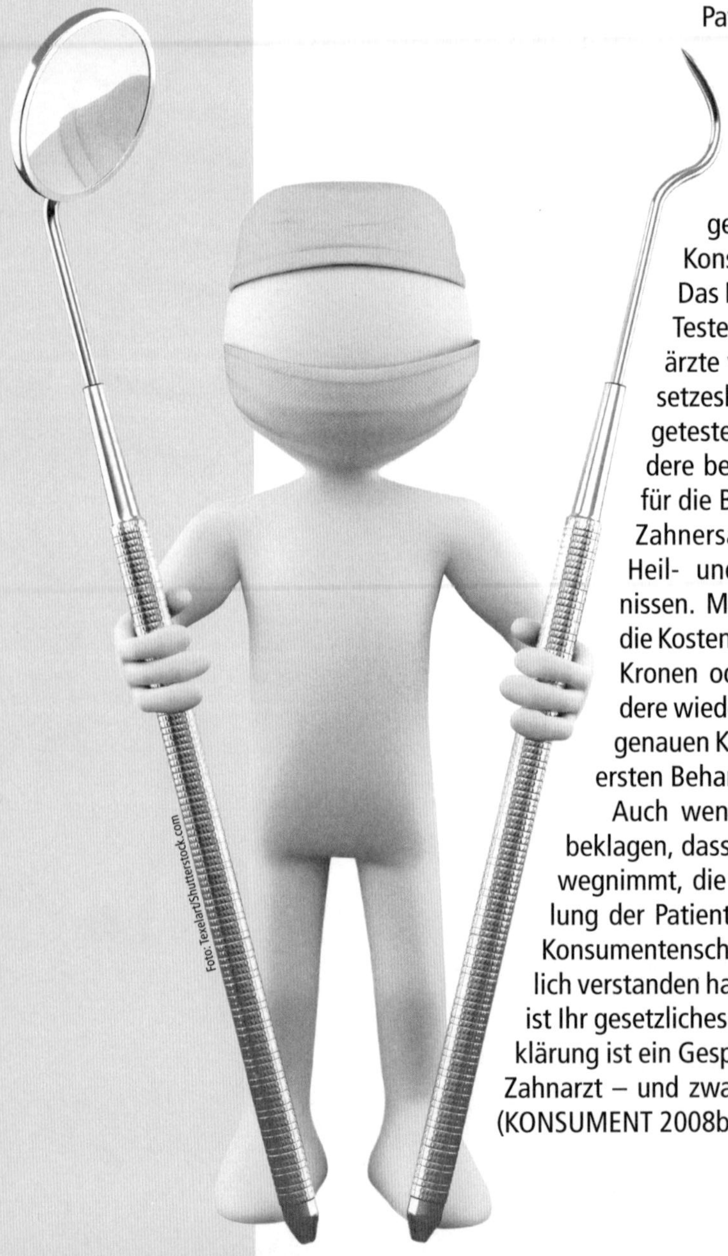
Foto: Texelart/Shutterstock.com

Inwieweit das tatsächlich geschieht, wurde vom Verein für Konsumenteninformation getestet. Das Ergebnis war für die verdeckten Tester ernüchternd: Nur drei Zahnärzte verhielten sich weitgehend gesetzeskonform. Bei den anderen zwölf getesteten Doktoren kam es insbesondere bei der Ausfertigung des sowohl für die Basissanierung als auch für den Zahnersatz ausdrücklich verlangten Heil- und Kostenplanes zu Versäumnissen. Manche Zahnärzte nannten nur die Kosten für Einzelpositionen – einzelne Kronen oder die Kariesbehandlung. Andere wiederum sagten, sie könnten einen genauen Kostenvoranschlag erst nach der ersten Behandlung erstellen.

Auch wenn (Zahn-)Ärzte immer wieder beklagen, dass die Aufklärung ihnen viel Zeit wegnimmt, die sie besser direkt der Behandlung der Patienten widmen würden, raten die Konsumentenschützer: „Fragen Sie, bis Sie wirklich verstanden haben, was auf Sie zukommt. Das ist Ihr gesetzliches Recht, keine Gnade. Echte Aufklärung ist ein Gespräch auf Augenhöhe mit Ihrem Zahnarzt – und zwar ohne Schläuchel im Mund." (KONSUMENT 2008b).

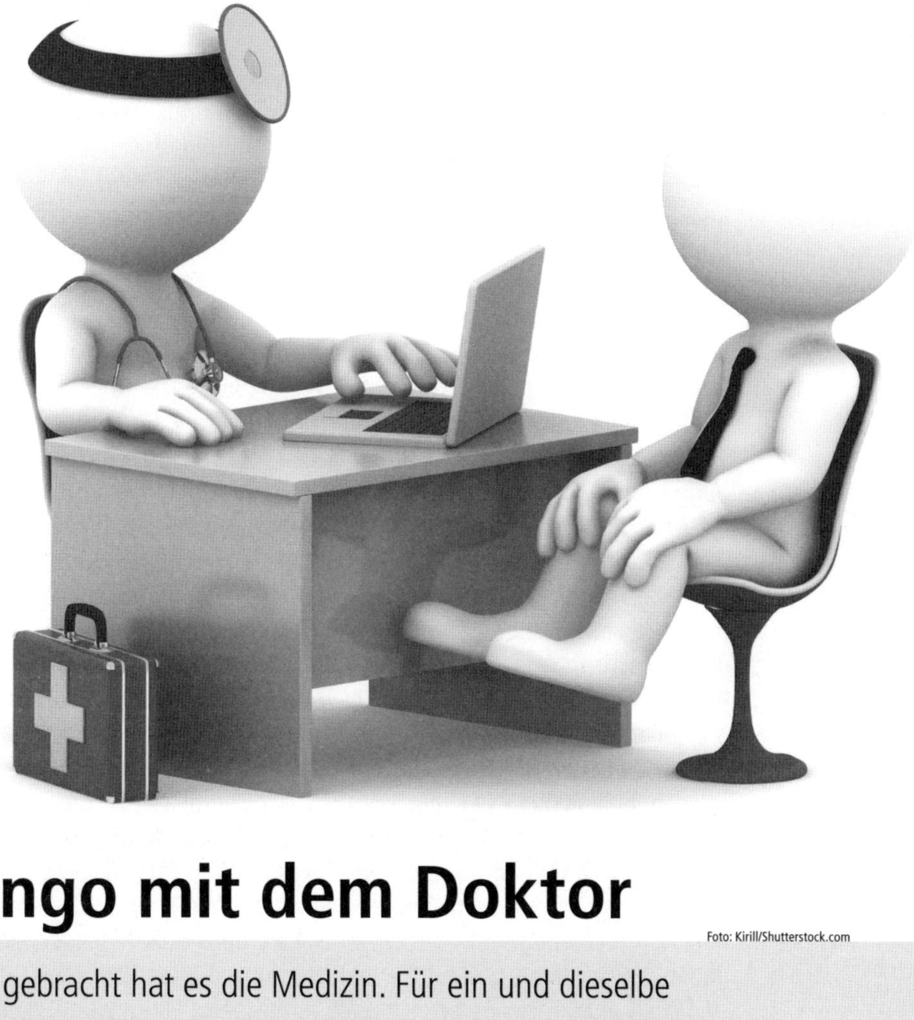

Tango mit dem Doktor

Foto: Kirill/Shutterstock.com

Weit gebracht hat es die Medizin. Für ein und dieselbe Krankheit gibt es oft mehrere Behandlungsmöglichkeiten. Und jeder Patient ist anders. Welche die richtige Therapie ist, bestimmen heute nicht mehr allein die Ärzte. Kompetente Patienten treffen gemeinsam mit ihrem Doktor eine „informierte Entscheidung" aufgrund sorgfältiger Risikoabwägung. Aber: Kann das ein medizinischer Laie?

Die Zeiten sind vorbei, in denen Ärzte unverständliche lateinische Vokabel vor sich hinmurmelten und kategorisch bestimmten, was ein Patient zu tun und wie er sich zu verhalten hat. Die Patienten spielen bei medizinischen Entscheidungen über Diagnose und Therapie eine immer wichtigere Rolle. Damit verändert sich das Verhältnis zwischen Patient und Arzt grundlegend: „Der Patient wird zunehmend als ein durch Erfahrung qualifizierter Experte angesehen, dessen aktive Beteiligung für die Entscheidungsfindung wesentlich ist", umriss es die WHO-Regionaldirektorin für Europa Zsuzsanna Jakab bei einer Konferenz in Kopenhagen im April 2012. Dabei geht es nicht nur um die viel zitierte patientenzentrierte Versorgung, wo der Patient als wichtigste Person der Behandlung im Mittelpunkt steht. Vor allem bei chronischen Erkrankungen werden auch die Selbstversorgung und die Selbstverantwortung des Patienten immer wichtiger. Denn Herz-Kreislauf-Erkrankungen, Krebs, Diabetes und Fettleibigkeit mit allen Folgeerkrankungen treten immer häufiger auf, und die Gesundheitssysteme sind mit der Versorgung der Patienten an ihre Grenzen gekommen.

Aktive Beteiligung der Patienten

Im letzten halben Jahrhundert ist die Medizin so schnell und weit vorangeschritten, dass es für ein Gesundheitsproblem oft mehrere Behandlungsalternativen gibt, die alle ihre Vor- und Nachteile haben. „Nun musste ich mich jedenfalls für medizinische Maßnahmen entscheiden", erzählt der Journalist Kurt Langbein, der 2009 an Prostatakrebs erkrankt ist (Langbein 2012). „In Fällen wie meinem halten fast alle die Entfernung des Tumors samt Prostata und Lymphknoten für den Standardeingriff. Als Ergebnis haben die Operierten oft mehrfach nichts zu lachen, weil sie beim Lachen und Niesen Windelhosen brauchen." Zudem ist Impotenz ein häufiger Nebeneffekt des Eingriffs. Langbein – als Wissenschaftsjournalist in Recherche geschult – durchforstete die medizinische Literatur und stieß auf eine in Österreich noch relativ selten angewandte spezielle Strahlentherapie. Der Chirurg, mit dem er zuerst darüber sprach, fand daran „wenig Positives": Die habe zwar ähnliche Erfolgsraten [wie die chirurgische Entfernung des Tumors], zerstöre aber das Gewebe so, dass bei einem Wiederauftreten des Karzinoms eine Operation praktisch unmöglich sei. Er würde das dann jedenfalls nicht mehr tun. Schließlich kam Langbein gemeinsam mit einem anderen Krebsspezialisten zur Entscheidung für die Strahlentherapie, die er als „gemeinsames zähes Ringen um die sinnvollste Therapie" schildert.

Mehrere Lösungen für ein Problem

Evidenzbasierte Medizin

Wer immer mal wieder in Gesundheitszeitschriften blättert oder im Internet nach Informationen sucht, wird auf den Begriff „evidenzbasierte Medizin" (Fachkürzel: EbM) stoßen. Er wird zuweilen als Gegenpol zur „eminenzbasierten Medizin" verwendet. Was die bedeutet, braucht nicht viel Erläuterung: Eine „Eminenz" – ein Professor oder sonst ein honoriger Arzt – bestimmt kategorisch Diagnosemethode und Behandlung. Diese Methode erinnert eher an die „Götter in Weiß", und die sind eine aussterbende Spezies. Oder sollten es sein.
Der Begriff „evidenzbasiert" wurde Anfang der 1990er-Jahre erstmals vom kanadischen Arzt David Sackett verwendet. Er heißt im Grunde nichts anderes als „auf wissenschaftliche Belege und Beweise gestützt". Das bedeutet, die Wirksamkeit einer Therapie muss in Studien systematisch erhoben worden und nachgewiesen sein und in die Diagnose und Behandlung soll das beste international verfügbare Wissen auf diesem Gebiet einfließen.
EbM setzt voraus, dass Ärzte nicht nur über entsprechendes Fachwissen verfügen, das sie sich in ihrem Studium und in ihrer Praxis angeeignet haben. Sie müssen sich auch laufend weiterbilden und außerdem in der Lage sein, die Ergebnisse wissenschaftlicher Forschung, die Fachliteratur, zu interpretieren (was nicht immer einfach ist; ► Seite 12 ff). Pro Jahr werden rund drei Millionen wissenschaftliche Artikel publiziert. Es ist für den einzelnen Arzt unmöglich, auf dem letzten Stand des Wissens zu bleiben. Verschiedene Gesellschaften wie das Deutsche Netzwerk Evidenzbasierte Medizin sind bei systematischer Literaturrecherche behilflich. Eigene Institute wie die internationale Cochrane Collaboration fassen das Wissen in – auch für Patienten – verständlicher Form zusammen. Das ist umso wichtiger, als das medizinische Wissen schnelllebig ist.
Oft wird davon gesprochen, evidenzbasierte Medizin sei eine Kochbuchmedizin und würde alle Patienten über einen Kamm scheren. Das stimmt nicht. Die diagnostische Intuition – also die Fähigkeit, zu erkennen, was dem Patienten fehlt, auch wenn die Beschwerden und Symptome außergewöhnlich sind – ist etwas, das sich Ärzte im Lauf ihres Berufslebens mühsam erarbeiten müssen. Zudem haben Ärzte immer noch das Recht der Therapiefreiheit. Sie können jene Behandlungsmethode vorschlagen, die ihrer Erfahrung nach für den Patienten am geeignetsten ist, sofern sie der aktuellen medizinischen Forschung entspricht. Die Kunst liegt für Ärzte eben darin, die Gratwanderung zwischen harten wissenschaftlichen Fakten und den besonderen Bedürfnissen jedes einzelnen Patienten zu schaffen.
Jedenfalls legt die evidenzbasierte Medizin Wert darauf, dass die Entscheidung für eine Diagnosemethode oder eine Behandlung gemeinsam mit dem Patienten erfolgt. Das ist dort besonders wichtig, wo es aufgrund der wissenschaftlichen Ergebnisse keine eindeutig beste Vorgangsweise für ein bestimmtes Gesundheitsproblem gibt – nämlich in ungefähr 50 Prozent der Fälle. Im Grunde geht es also um den „bewussten, ausdrücklichen und wohlüberlegten Gebrauch der jeweils besten Informationen für Entscheidungen in der Versorgung eines individuellen Patienten" (Sackett et al. 1996). Das kann auch bedeuten, dass in einem bestimmten Fall auf eine Therapie ganz verzichtet wird, weil es sich als zielführender herausgestellt hat, den weiteren Krankheitsverlauf abzuwarten.

Rund zwei Drittel der Patienten wünschen sich, gemeinsam mit dem Arzt über die Behandlung zu entscheiden. Zumindest wenn sie danach gefragt werden. Denn für gewöhnlich fällt es den meisten Menschen wesentlich leichter, Anweisungen zu befolgen, als die Vorteile und Nachteile verschiedener Behandlungsmöglichkeiten selbst zu beurteilen. Das hat die europäische Untersuchung über das Gesundheitswissen der Bevölkerung zutage gebracht (HLS-EU Consortium 2012). Freilich werden auch längst nicht alle von ihrem Arzt dazu ermuntert, sich aktiv einzubringen. In der bereits erwähnten Befragung in elf Ländern zeigte sich, dass die Patienten in Australien, Neuseeland, der Schweiz, Großbritannien und den USA zu zwei Drittel von angenehmen, partnerschaftlichen Gesprächen mit ihrem Arzt berichten, in Norwegen und Schweden hingegen ist es nur jeder Dritte. In Österreich hat die Patientenzufriedenheitserhebung im Jahr 2011 ergeben, dass 77 Prozent in die Entscheidung über ihre Behandlung jedenfalls „mit einbezogen" waren (Gleichweit et al. 2011).

Selbst entscheiden oder Anweisungen befolgen?

Gläubige und Zweifler

„Shared Decision Making" oder (nicht ganz) Deutsch „Partizipative Entscheidungsfindung" (PEF) nennen Fachleute diesen Prozess, in dem Arzt und Patient gemeinsam die im konkreten Fall beste Lösung für ein Gesundheitsproblem suchen. Er basiert auf dem Grundsatz der medizinischen Versorgung, bei der es gilt, nicht nur die medizinische Evidenz (siehe Kasten „Evidenzbasierte Medizin", ► Seite 55), sondern auch die Bedürfnisse und Werte des Patienten zu berücksichtigen. Dabei geht es um wesentlich mehr, als nur darum, dass sich der Patient im Behandlungszimmer wohlfühlt. „Es geht um ein gemeinsames Verständnis von Krankheit und um ein gemeinsames Verhandeln darüber, was diagnostisch und therapeutisch für den konkreten Patienten sinnvoll und auch machbar ist", sagt Josef W. Egger, Professor für Biopsychosoziale Medizin in der Lehre an der Medizinischen Universität Graz (Tinsobin 2011). Oft ist die Rolle des Arztes dann die eines Katalysators. Er soll Hilfe zur Selbsthilfe anbieten, damit der Patient die Ressourcen, die er hat, erkennt und nutzt.

Gemeinsam entscheiden

Eine Reihe von Studien hat gezeigt, dass diese gemeinsame Entscheidung, das Gesundheitsproblem in Angriff zu nehmen, einerseits die Patientenzufriedenheit mit dem behandelnden Arzt und dem Therapieverlauf hebt. Andererseits erhöht sie auch die Therapietreue („Compliance" nennen die Mediziner dieses Einhalten der besprochenen Therapievorgaben) und damit mittelbar die Chancen für den Behandlungserfolg. Patienten, auf deren Wünsche Rücksicht genommen wird, haben realistischere Erwartungen, was die Besserung ihres Gesundheitszustandes betrifft. Sie beschweren sich in der Folge weniger häufig über Behandlungs-, Medikations- oder Labortestfehler und bewerten nicht nur ihre Therapie, sondern das ganze Gesundheitssystem insgesamt positiver als Patienten, die nicht in die Entscheidung eingebunden wurden. Das hat eine Befragung ergeben, an der mehr als 18.000 Erwachsene in elf Ländern teilnahmen, die davor stationär behandelt worden waren, sich einer große Operation unterziehen mussten oder im vergangenen Jahr ernsthaft erkrankt oder verletzt waren (Osborn und Squires 2012). Insgesamt sind selbstbestimmte Menschen gesünder als fremdbestimmte, was freilich auch für die gesamte Lebenssituation zutrifft. Und das, obwohl partizipative Entscheidungsfindung auch bedeuten kann, dass die aus medizinischer Sicht nur zweitbeste, aber für den Patienten in seiner Lebenslage bevorzugte Lösung gewählt wird, sofern sie medizinisch vertretbar ist.

Bessere Therapietreue

Selbstbestimmte Menschen sind gesünder

Doch gemeinsam zu entscheiden ist leichter gesagt als getan und sowohl für den Arzt als auch für den Patienten eine Herausforderung, die Vertrauen, Wissen und gegenseitigen Respekt erfordert. Im klinischen Alltag ist diese Vorgangsweise der gemeinsamen Entscheidungsfindung noch nicht überall angekommen.

Egal ob es um einen neuen Wintermantel geht, um das Urlaubsziel oder die Schule für die Kinder – jeder, der schon einmal in einer wichtigen Frage eine Wahl treffen musste, weiß, wie schwierig das ist. Und je größer die Tragweite, desto kniffliger. Gerade wenn es um das körperliche und seelische Wohl geht, sind Entscheidungen besonders schwierig. Dabei muss es sich gar nicht um eine lebensbedrohliche Krankheit wie Krebs handeln. Allein schon die Frage, ob ein sonst gesunder Mensch mit erhöhtem Cholesterinspiegel ein Arzneimittel der Substanzklasse der Statine einnehmen soll – es senkt die Cholesterinwerte, kann aber Nebenwirkungen wie Muskelschmerzen und Lebererkrankungen haben –,

Je größer die Tragweite, desto schwieriger die Entscheidung

ist nicht einfach zu beantworten. An einem Mangel an Informationen liegt es nicht (siehe „Das Ende des guten alten Gesundheitsbuchs", ► Seite 9 ff). Sie einzuordnen und auf sich selbst zu beziehen ist das Problem. Zwar bieten manche Websites nach dem Muster der in Kanada beheimateten International Patient Decision Aid Standards (IPDAS) Collaboration auch schon Entscheidungshilfen bei medizinischen Fragen an: unabhängige, für Laien verständliche Informationen, die weder in die eine noch in die andere Richtung beeinflussen; doch die sind noch dünn gesät und können bestenfalls als Unterstützung dienen.

Wenige Entscheidungshilfen

Der amerikanische Arzt und Kolumnist der „New York Times" Jerome Groopman unterscheidet bei seinen Patienten zwischen Gläubigen und Zweiflern. Die Gläubigen, die er auch Maximalisten nennt, tun alles für ihre Gesundheit, was die moderne Medizin zu bieten hat. Sie gehen zu Vorsorgeuntersuchungen, kennen ihre Laborwerte, nehmen im Krankheitsfall jede neue Pille, unterziehen sich jeder Operation, selbst wenn die Therapie noch im Experimentierstadium ist. Die Zweifler oder Minimalisten vertrauen auf ihren Hausverstand und auf die Selbstheilungskräfte des Körpers. Im Fall hoher Blutfettwerte setzen sie auf Diät und viel Bewegung und holen eine zweite oder sogar dritte Arztmeinung ein, ehe sie sich für eine Behandlung entscheiden. Das heißt jedoch noch lange nicht, dass jemand, für den in Gesundheitsdingen normalerweise „weniger ist mehr" gilt, in einem bestimmten Krankheitsfall nicht sämtliche Möglichkeiten der Medizin ausschöpft – und umgekehrt. Auch sind die Übergänge zwischen den beiden Typen fließend (Groopman und Hartzband 2011).

Viel oder wenig Medizin?

Beeinflusst werden die Faktoren, die zu einer Entscheidung beitragen, ebenso vom Elternhaus wie von Erfahrungen, die der Einzelne bereits mit der Medizin gemacht hat, vom Lebenspartner, von Freunden wie von Nachbarn, von der momentanen Stimmung und nicht zuletzt vom Verhalten des Arztes. Und sicherlich vom Gesundheitszustand. So hat eine vom amerikanischen Krebsinstitut unterstützte Studie gezeigt, dass Menschen mit Lungen- bzw. Darmkrebs im Endstadium zu einem hohen Prozentsatz glaubten, dass eine Chemotherapie sie heilen könne, obgleich sie vorher von ihren behandelnden Ärzten informiert worden waren, dass die Therapie ihr Leben allerhöchstens um ein paar Wochen verlängern und ihnen die Schmerzen erträglicher machen würde (Weeks et al. 2012).

Aus dem Bauch

Es beginnt schon frühmorgens: Brot oder Semmel? Oder doch lieber Müsli? Welchen Pullover anziehen? Welche Schuhe? Einen Regenschirm mit auf den Weg nehmen? Noch hat es keiner wirklich gezählt, aber es lässt sich abschätzen, dass der Mensch Tag für Tag Tausende Entscheidungen zu treffen hat. Doch aller Freiheitsliebe zum Trotz: Die große Wahlfreiheit hat die Menschen nicht glücklicher gemacht. „Anstatt immer zufriedener zu werden – weil wir ja haben wählen können –, werden wir immer unglücklicher, denn vielleicht wäre die andere Wahl ja die bessere gewesen", sagt die Gesundheitswissenschaftlerin Ilona Kickbusch (2006). Und manch einen lässt die „Tyrannei der Wahl" vor jeglicher Entscheidung zurückschrecken.

Noch bis weit ins 20. Jahrhundert herrschte die Überzeugung vor, Menschen entscheiden rational: Sie wägen die Vor- und Nachteile verschiedener Möglichkeiten ab und treffen dann ihre Wahl. Je weniger Gefühle dabei ins Spiel kommen, desto besser. Doch vor allem die Forschungen auf dem Gebiet der Neurologie haben für die verstandesgelenkte Wissenschaftswelt erstaunliche Erkenntnisse zutage gefördert: Ohne Gefühl geht gar nichts. Nicht einmal den einfachsten Entschluss könnten wir fassen.

In heiklen Situationen und bei folgenreichen Entscheidungen auf seine Gefühle zu hören, ist keineswegs negativ. „Intuitive Entscheidungen führen verblüffend oft zu genauso guten Ergebnissen wie rationale Entscheidungen", sagt der Berliner Psychologie-Professor Gerd Gigerenzer (Wischhof o.J.). Für ihn ist Intuition gefühltes Wissen, unbewusste Intelligenz, die uns sagt, was wir machen sollen. Denn sämtliche Faktoren in unsere Entscheidung einzubeziehen, jede noch so geringe Möglichkeit zu bedenken, „ist mit unserem begrenzten Verstand und unserer begrenzten Zeit gar nicht möglich".

Faustregeln gibt der Psychologe auch: Halte dich an das, was du kennst; mach das, was das letzte Mal erfolgreich war. Und er bringt dazu das Beispiel einer einfachen Frage, die er amerikanischen und deutschen Studenten gestellt hat: Welche Stadt hat mehr Einwohner – Detroit oder Milwaukee? 60 Prozent der Amerikaner antworteten richtig, unter den Deutschen waren es fast alle. Nein, nicht weil die Deutschen gebildeter wären. Während den amerikanischen Studenten beide Städte ein Begriff waren und sie in ihrem Gedächtnis nach Informationen kramten, kannten die meisten Deutschen nur Detroit. Gefühlsmäßig zogen sie den richtigen Schluss: Wenn sie von Detroit schon gehört hatten, von Milwaukee aber nicht, müsse es sich bei Ersterer um eine große Stadt handeln, jedenfalls um eine größere als das ihnen unbekannte Milwaukee.

Das heißt allerdings nicht, dass man gerade bei Entscheidungen, die die Gesundheit betreffen, das Gehirn völlig ausschalten und einzig und allein seinem Bauchgefühl folgen sollte: „Wer kein Wissen hat, sollte sich nicht unbedingt auf seine Intuition verlassen – vermutlich wird er überhaupt keine intuitive Eingebung bekommen", sagt Gigerenzer.

Den wenigsten Menschen sind diese Einflüsse wirklich bewusst (siehe Kasten „Aus dem Bauch", ► Seite 59).

Vertrauensverhältnis gestört?

Dem Arzt widersprechen?

Zwar werden ärztliche Anweisungen zunehmend kritisch besehen, dem Arzt zu widersprechen trauen sich aber nur die wenigsten, haben kalifornische Forscher herausgefunden. 1.340 Testpersonen im Alter zwischen 40 und 60 Jahren sollten die Wahl zwischen verschiedenen Behandlungsmöglichkeiten für ein Herzleiden treffen. Zu Anfang gaben fast 70 Prozent an, gemeinsam mit dem Arzt entscheiden zu wollen; 11 Prozent wollten allein bestimmen, 19 Prozent eher das tun, was der Arzt vorschlug. Doch dann schlüsselten die Studienleiter auf, was die Probanden unter „gemeinsam entscheiden" verstanden. Zwar gaben 93 Prozent an, sie würden dem Arzt Fragen stellen und besprechen, was ihnen wichtig sei. Die Frage, ob sie die Ratschläge des Arztes auch kategorisch ablehnen würden, beantworteten jedoch nur 14 Prozent mit Ja. Als Grund für diese Zurückhaltung fanden die Forscher unter anderem die Befürchtung der Patienten, als schwierig oder lästig eingestuft zu werden; 40 Prozent glaubten, eine abweichende Meinungsäußerung würde der Beziehung zum Arzt schaden. Und mehr als die Hälfte der Befragten sorgten sich, dass sie nach einem Widerspruch nicht mehr die Behandlung bekämen, die sie eigentlich wollten. „Die Scheu, ja Furcht der Patienten davor, dem Arzt gegenüber eine abweichende Meinung zu äußern, scheint ein ganz wesentliches Hindernis für eine gemeinsame Entscheidungsfindung zu sein", resümieren die Autoren (Kupfer und Bond 2012).

Patienten als Bittsteller

Insgesamt fühlen sich viele Patienten weder respektiert noch verstanden und weniger als Empfänger einer Dienstleistung als vielmehr wie Bittsteller nach dem Motto: „Der Doktor weiß es ohnehin am besten." Da sie die Autorität des Arztes nicht infrage stellen wollen, zumal sie schon erlebt haben, wie empfindlich manche Doktoren reagieren, wenn man ihnen widerspricht oder allzu hartnäckig nachfragt, passen sie sich der Rolle des „braven Patienten" an – und versuchen, sich wichtige Informationen anderswo zu verschaffen (Frosch et al. 2012), in den meisten Fällen im Internet. Dieses Verhalten verdeutliche, „dass die Entscheidungsfindung in der Medizin auch eine Machtfrage ist", sagt der Regensburger Sozialmediziner David Klemperer (2012). „Bislang sitzen die Ärzte am längeren Hebel und setzten ihre Präferenzen durch, indem sie die Beteiligungswünsche der Patienten bewusst oder unbewusst unterdrücken."

Entscheidungsfindung als Machtfrage

Ärzte haben's auch nicht leicht

Inzwischen haben jedoch auch viele Mediziner erkannt, dass es wichtig ist, informierte Patienten vor sich zu haben. So werden beispielsweise auf manchen Fachkongressen Vorträge für Laien angeboten. Bereits vor zehn Jahren hat der Wiener Krebsspezialist Heinz Ludwig auf der Jahrestagung der europäischen Onkologiegesellschaft ESMO ein Patientenseminar organisiert. Waren damals sowohl die Vortragenden als auch potenzielle Zuhörer noch skeptisch, nahmen im Jahr 2012 bereits mehr als 250 Personen teil. „Ich denke, es geht darum, die Patienten mit einzubeziehen, damit sie möglichst großen Nutzen ziehen können. Man kann unnötige Sorgen und Ängste ausräumen bzw. mit ihnen besser umgehen. Der informierte Patient kann auch uns Ärzten mehr Fragen stellen", sagt Ludwig (Smolek 2012).

Ärzte organisieren Patientenseminare

Laut den Ergebnissen des letzten Bertelsmann-Gesundheitsmonitors, der seit 2001 regelmäßig Informationen über die Erfahrungen mit der ambulanten Versorgung in Deutschland aus der Perspektive von Versicherten und Ärzten liefert und auch auf Österreich übertragbar ist, sprechen sich gut zwei Drittel der befragten Haus- und Fachärzte für eine gemeinsame Entscheidungsfindung aus. 21 Prozent wollen lieber selbst entscheiden und acht Prozent würden den Patienten allein entscheiden lassen (Klemperer und Rosenwirth 2005).

Aber auch wenn Ärzte ihre kommunikativen Fähigkeiten besser einschätzen, als die Patienten das tun, sehen sich doch viele nur unzureichend geschult, um auf die veränderten Patientenwünsche hinsichtlich einer Mitbeteiligung einzugehen. Denn dabei geht es um Kommunikation. Erst in den letzten Jahren wird das Patientengespräch auch an den medizinischen Universitäten gelehrt. Was umso erstaunlicher ist, da beispielsweise ein Allgemeinmediziner im Lauf seines Berufslebens 120.000 bis 160.000 Patientengespräche führt und schon Ärzte der Antike das Reden mit dem Patienten als wirksames Therapeutikum angesehen haben. Auch der Gründervater der berühmten Johns Hopkins University im US-amerikanischen Baltimore, William Osler, sagte seinen Studenten schon vor mehr als hundert Jahren: „Hör dem Patienten zu: Er erzählt dir die Diagnose." Heute stehen den Medizinern wesentlich mehr und hoch technische Diagnosemöglichkeiten zur Verfügung – doch deren Verwendung geht zulasten der Gesprächszeit mit den Patienten.

„Hör dem Patienten zu"

Nach rund 18 Sekunden unterbricht der Durchschnittsarzt den Durchschnittspatienten in seinem Redefluss. Nicht einmal jeder Vierte kann im Behandlungszimmer den Satz zu Ende führen, mit dem er seine Beschwerden schildern will. In mehr als zwei Drittel der Fälle lenkt der Arzt das Gespräch schon bald in eine ganz andere Richtung (Beckman und Frankel 1984). Und insgesamt redet der Arzt etwa doppelt so lang wie der Patient (Sator et al. 2008). Oft gehörte Argumentation für dieses eigentlich ungehörige Verhalten: Der Patient findet sonst kein Ende und erzählt die ganze Familiengeschichte, bei Adam und Eva beginnend. Stimmt nicht, sagt die Forschung. Den meisten Menschen gelingt es, innerhalb von eineinhalb Minuten ihr komplettes Beschwerdebild zu schildern (Langewitz et al. 2002). Hört der Arzt dann auch zu, so hilft ihm das in der Diagnosefindung. Etliche Studien ergeben, dass etwa die Hälfte aller Diagnosen allein schon aufgrund der im Rahmen einer ausführlichen Befragung des Patienten („Anamnese" nennen Ärzte dieses Gespräch) gewonnenen Informationen gestellt werden können. Rund 80 Prozent der Diagnosen stehen nach genauer Anamnese und klinischer Untersuchung fest. Nur in den restlichen 20 Prozent muss länger nachgeforscht bzw. müssen bildgebende Verfahren oder Laboruntersuchungen herangezogen werden.

In eineinhalb Minuten ist alles gesagt

Tatsächlich steht den meisten Ärzten – egal ob im Krankenhaus oder in der Ordination – nur wenig Zeit zur Verfügung, um sich jedem einzelnen Patienten zu widmen. Im Vergleich zur sogenannten Apparatemedizin (beispielsweise Untersuchungen mit bildgebenden Verfahren oder auch Laboruntersuchungen) wird die sprechende Medizin niedergelassenen Ärzten nämlich äußerst gering honoriert. So beträgt etwa in Oberösterreich die sogenannte Grundleistungsvergütung von Allgemeinmedizinern

Problem Zeitmangel

durch die Krankenkasse derzeit 22,35 Euro – pro Patient und Quartal. Sie inkludiert zwei Arztkonsultationen mit Untersuchung, sämtliche Rezeptverschreibungen, Überweisungen, Injektionen, Blutdruckmessungen, Bestätigungen für Hauskrankenpflege und so weiter. Für ein Beratungsgespräch, das länger als zehn Minuten dauert, darf der Arzt 14,05 Euro verrechnen.

Problem geringes Honorar

In Krankenhausambulanzen ist der Ansturm der Hilfesuchenden mittlerweile so groß, dass die Wartezeiten schon mal fünf Stunden betragen können. Da bleibt für ausführliche Gespräche nicht viel Muße. Doch für gewöhnlich überschätzen Mediziner die Zeit, die sie für die Erläuterung der Diagnose und der einzelnen Behandlungsschritte aufwenden. So meinten etwa in einer Befragung amerikanische Internisten nach einer 20-minütigen Konsultation, sich ausgiebig Zeit für Erläuterungen genommen zu haben, in Wirklichkeit war es bloß eine Minute (Waitzkin 1984).

Falsche Vorstellungen und andere Sprache

Der Wiener Sprachwissenschaftler Florian Menz hat mithilfe von Video- und Tonaufnahmen herausgefunden, wie Arzt-Patient-Gespräche in der Praxis ablaufen. So sprechen Patienten mit Ärzten ganz anders über ihre Beschwerden als mit Nichtmedizinern. In spontanen Unterhaltungen außerhalb des Patienten-Arzt-Gesprächs stellen sie beispielsweise ihre Schmerzen wesentlich subjektiver dar. „Sie kommunizieren vermehrt alltagsbezogene Faktoren wie den Einfluss der Erkrankung auf den sozialen Kontakt oder die psychische Belastung durch Schmerzen", sagt Menz (Gruber 2008). Dabei schildern sie auch, was sie selbst zur Schmerzlinderung tun. „All diese Eindrücke erfährt der Arzt üblicherweise nicht", sagt der Sprachwissenschaftler. „Dabei wären genau diese Aussagen möglicherweise wichtige Informationen für die Behandlung beziehungsweise für die Kooperation des Patienten mit dem Arzt." Zudem überhören Ärzte auch oft, was Patienten ihnen sagen wollen, ohne es direkt auszu-

Der Arzt erfährt nicht alles

drücken. Eine Änderung der Lautstärke oder ein Räuspern des Patienten deutet an, dass ihm etwas besonders wichtig ist – doch darauf wird nicht eingegangen. Im schlimmsten Fall kann das Aneinander-vorbei-Kommunizieren sogar dazu führen, dass Fehldiagnosen gestellt oder wesentliche Punkte übersehen und dadurch falsche und unzureichende Behandlungsmaßnahmen ergriffen werden.

Fehldiagnosen als Folge von Kommunikationsproblemen

Bei allem Willen für eine gemeinsame Entscheidungsfindung unterliegen Ärzte im Gespräch oft auch falschen Vorstellungen, sind voreingenommen oder gehen von unrichtigen Voraussetzungen aus – wie jeder Mensch in jeder Kommunikation. Viele Studien bestätigen das. Plastische Chirurgen aus North Carolina fanden in einer Umfrage heraus, dass 71 Prozent der Frauenärzte der Ansicht waren, der Erhalt der Brust stehe für Frauen mit Brustkrebs an oberster Stelle. Von den betroffenen Frauen waren jedoch nur 7 Prozent dieser Ansicht (Lee et al. 2010). Urologen unterschätzen häufig, welche Bedeutung sexuelle Probleme als Folge einer Behandlung für ihre Patienten haben. Nachdem sie genau aufgeklärt worden waren, entschieden sich in einer Studie 40 Prozent weniger Männer für eine operative Behandlung ihrer gutartigen Prostatavergrößerung, die zu Impotenz führen kann (Wagner 1995).

Männer- und Frauensprache

Auch ist es für das Gespräch und den weiteren Verlauf der Behandlung nicht egal, ob es sich um eine Patientin oder einen Patienten handelt. Sprachspezialist Florian Menz konnte in einer Untersuchung nachweisen, dass die Art, wie über Schmerzen in der Brust gesprochen wird, sehr stark vom Geschlecht des Patienten abhängt, was in der Folge auch die Diagnose beeinflusst. Frauen stufen ihre Schmerzen herab und neigen zur Verharmlosung, während Männer bei ein und demselben Krankheitsbild (beispielsweise bei einer koronaren Herzkrankheit) eher dramatisieren. Außerdem schildern Frauen ihre Schmerzen eher diffus und sie beschreiben, in welcher Lebenssituation sie auftreten – etwa: „Es fängt an, wenn ich mein Enkelkind hochhebe." Männer berichten hingegen viel stärker symptomorientiert. Ein Stechen oder Pochen beschreiben sie mit exakter Dauer und Schmerzstärke, und zuweilen klingt es, als würden sie das Nichtfunktionieren einer Maschine schildern. „Dies ist schon deshalb relevant, weil die Art und Weise, wie Männer ihre Schmerzen darstellen, viel stärker den Erwartungen der Ärzte entspricht und sie damit tendenziell eine angemessenere medizinische Behandlung erhalten", sagt Menz

(2012). Mit älteren Patienten wiederum, hat der Wiener Sprachwissenschaftler herausgefunden, verlaufen die Gespräche insgesamt kürzer und sie erhalten weniger Antworten auf Fragen sowie weniger Erklärungen zu Diagnosen und Behandlungsmöglichkeiten.

Arzt oder Ärztin?

Und schließlich hängt der Verlauf des Gesprächs und in der Folge der Therapievorschlag auch davon ab, ob die handelnde Person ein Arzt oder eine Ärztin ist. Psychologen des New Yorker Union College entdeckten, dass Ärztinnen Patientinnen mit Kreuzschmerzen höhere Dosen Schmerzmittel verschrieben als kreuzwehgeplagten Männern, Ärzte jedoch genau umgekehrt handelten (Weisse et al. 2001). Zudem erlegten Ärzte ihren Patientinnen eher Bewegungseinschränkungen auf als männlichen Hilfesuchenden (Safran et al. 1997). „So kann man“, sagt Menz, „etwas pointiert formuliert den Schluss ziehen, dass Männer mittleren Alters und mit höherer Bildung – also genau jene Gruppe, der auch die meisten Mediziner zugehören – die größte Aufmerksamkeit im Gespräch erhalten.“ – Und damit auch meist die am ehesten zielführende Behandlung.

Ob Mann oder Frau, alt oder jung – nur wenige Patienten sitzen entspannt im Ordinationsraum, und das Gespräch mit dem Arzt ist alles andere als eine zwanglose Plauderei. Viele sind nervös, was sich einerseits in einem höheren Blutdruck äußert (Ärzte sprechen in diesem Zusammenhang vom „Weißkittelhochdruck“), andererseits in mangelnder Konzentration. Durchschnittlich kann ein Patient unmittelbar nach dem Arztbesuch nur mehr die Hälfte der Information wiedergeben, die er erhalten hat. Gerade ältere Menschen sind mit der Fülle der Informationen, die sie innerhalb kurzer Zeit erhalten, oft überfordert.

Ärzte sprechen Medizinerlatein

Zudem scheinen sich manche Ärzte absichtlich eines Fachkauderwelsch zu bedienen, weil sie hoffen, damit Fragen der Patienten abblocken zu können – vor allem, wenn sie unter Zeitdruck stehen (Degn 2005). Und so kennen viele Patienten das Problem, dass sie zu Hause nicht mehr wissen, was der Befund, den der Arzt ihnen ausgehändigt hat, eigentlich bedeutet. Dolent? Inapparent? Eosinophile abs. 108? Fortschreitende Involution? Wurzelspitzen periapical o.B.? Dann geht oft das Herumtelefonieren los – vielleicht gibt es einen Medizinkundigen in der Familie oder im Freundeskreis; oder man versucht, Erhellendes im Dschungel der Internetinformationen zu finden. Vor mehr als zwei Jahren haben sich in Deutschland – und mittlerweile arbeiten auch

Vorbereitung ist alles

Die Kommunikation zwischen Arzt und Patient besteht „in einem gegenseitigen Austausch von Informationen, sie ist keine Einbahnstraße", sagt Josef W. Egger (2012), Professor für Biopsychosoziale Medizin in der Lehre an der Medizinischen Universität Graz. „Um ein möglichst gutes Ergebnis im Sinne von ‚Verstehen' aufseiten des Patienten zu erreichen, haben daher beide Teile – Arzt und Patient – eine Bringschuld." Abgesehen davon, dass dem Arzt eine Aufklärungspflicht zukommt. Die Krux ist laut Egger, dass der Patient denkt: „Der Doktor wird mich schon fragen, was er wissen muss"; und der Arzt denkt: „Der Patient wird schon fragen, wenn er etwas wissen will." So kommen die beiden nicht wirklich zueinander. Zudem sind Patienten vor dem Gespräch oft nervös und vergessen dann vieles von dem, was sie eigentlich erörtern wollten. Und die Zeit der Ärzte ist begrenzt. Es empfiehlt sich deshalb, sich auf das Arztgespräch gut vorzubereiten:

- Machen Sie sich zu Hause eine Stichwortliste und nehmen Sie sie zum Arzt bzw. ins Krankenhaus mit.
- Wenn Sie im Internet oder in Zeitungen Informationen gefunden haben, die Sie für wichtig erachten, streichen Sie die bedeutsamen Stellen an und nehmen Sie die Unterlagen mit. Aber überlassen Sie die Diagnosestellung dem Arzt.
- Nehmen Sie auch sämtliche Befunde und Krankenhausentlassungsbriefe der letzten Zeit mit sowie eine Liste der Medikamente, die Sie derzeit einnehmen (dazu gehören auch frei verkäufliche Nahrungsergänzungsmittel).
- Fragen Sie gleich zu Beginn, wie lange der Arzt Zeit für Sie hat.
- Lassen Sie sich von einer nahestehenden Person begleiten. Vier Ohren hören mehr als zwei.
- Kommen Sie gleich zum Punkt und sprechen Sie Ihre Beschwerden ohne Umschweife an.
- Sagen Sie Ihrem Arzt, was Sie von einer Behandlung erwarten.
- Sprechen Sie Ihre Ängste und Befürchtungen klar an.
- Fragen Sie nach dem Nutzen der vorgeschlagenen Behandlung, nach möglichen Nebenwirkungen und Alternativen sowie danach, welche Auswirkungen die Therapie auf Ihr Alltagsleben haben kann.
- Fragen Sie, was Sie selbst zur Lösung Ihres Gesundheitsproblems beitragen können.
- Machen Sie sich Notizen.

Als Betroffener, Hilfesuchender, Kunde, sind Sie klarerweise in einer anderen Situation als der Arzt. Das macht Sie jedoch nicht zu einem Befehlsempfänger. Als medizinischer Laie können Sie nicht alles wissen. Es besteht kein Grund, sich zu schämen, wenn man etwas nicht versteht. Umgekehrt sind auch Ärzte nicht allwissend und sie stehen nicht nur unter Zeitdruck, sondern auch unter Leistungsdruck – es gilt, die richtige Diagnose zu finden. Sehen Sie es deshalb nicht als Schwäche an, wenn der Arzt Ihnen anbietet, zu bestimmten Fragen noch Informationen einzuholen und dann mit Ihnen Kontakt aufzunehmen.
Und auch wenn Sie alles verstanden haben, sind Sie vielleicht unsicher. „Gerade bei Entscheidungen, die Ihre Lebensqualität oder sonstige Abläufe Ihres täglichen Lebens beeinflussen könnten, ist es sinnvoll, sich die dafür notwendige Bedenkzeit zu nehmen", rät der Sprecher der österreichischen Patientenanwälte Gerald Bachinger.

Österreicher mit – Medizinstudenten zusammengeschlossen, die das Medizinerlatein in alltagstaugliche Sprache übersetzen: Auf der Plattform www.washabich.de kann man Befunde einsenden und sie sich kostenlos erläutern lassen.

Befunde erläutern lassen

Aufklärungspflicht und Selbstbestimmungsrecht

Es gibt jedoch auch Patienten, die finden, dass es nicht ihre Aufgabe ist, eine Therapieentscheidung zu fällen. Sie überlassen es dem Arzt als Experten, die Art der Behandlung zu bestimmen. Das sollten Ärzte respektieren. Werden diese Patienten gegen ihren Willen aktiv in den Entscheidungsprozess eingebunden, so sind sie ziemlich verunsichert – und verweigern oft die Behandlung. In einer Ärztebefragung hat die Kommunikationswissenschaftlerin Julia Zeidlhofer herausgefunden, dass die Bereitschaft von Patienten, in die Entscheidungsfindung einbezogen zu werden, auch vom Schweregrad der Erkrankung abhängt: Je lebensbedrohlicher die Erkrankung, desto schwieriger erscheint es Patienten, mitzuentscheiden (Zeidlhofer 2012). Freilich befinden sich gerade Patienten mit einer Erkrankung wie Krebs in einer emotionalen Ausnahmesituation. Oft fällt es ihnen dann schwer, die Verantwortung für die weitere Vorgangsweise zu übernehmen und sie beziehen den Lebenspartner, Verwandte oder Freunde in die Entscheidung ein.

Nicht jeder will mitbestimmen

Tatsache ist jedoch: Ärzte unterliegen einer Aufklärungspflicht. Die leitet sich einerseits aus dem sogenannten Behandlungsvertrag ab, der entsteht, wenn ein Patient auf der Suche nach medizinischer Hilfe einen Arzt aufsucht, andererseits aus verschiedenen gesetzlichen Bestimmungen. Ärzte müssen also die Diagnose, die Vor- und Nachteile einer vorgeschlagenen Behandlung und die Wahrscheinlichkeit des Heilerfolgs sowie mögliche Alternativen in einer für den Patienten verständlichen Weise erklären. Und zwar umso umfassender, je weniger medizinisch notwendig bzw. dringend die Therapie/der Eingriff ist und je schwerwiegender die Behandlungsfolgen sind. So muss bei Schönheitsoperationen

Behandlungsvertrag

die Aufklärung besonders ausführlich sein. In den meisten Krankenhäusern gibt es dazu standardisierte Informationsblätter, die das ärztliche Aufklärungsgespräch aber nicht ersetzen. Auch über seinen Gesundheitszustand muss der Patient informiert werden.

Grenzen der Aufklärungspflicht

Diese Aufklärungspflicht hat natürlich auch ihre Grenzen. Im Jahr 2012 entschied der Oberste Gerichtshof OGH über den Umfang der ärztlichen Aufklärungspflicht bei Schulimpfungen. Anlassfall war eine Masern-Mumps-Röteln-Impfung, nach der bei einem Schüler eine seltene Bluterkrankung aufgetreten war; er musste stationär behandelt werden. Die Eltern zogen mit dem Titel der mangelnden ärztlichen Aufklärung über mögliche Nebenwirkungen vor Gericht und beanspruchten Schmerzensgeld. Die Klage wurde in der obersten Instanz abgewiesen. Der OGH argumentierte in seiner Entscheidung, dass das äußerst geringe Erkrankungsrisiko bei einer Entscheidung für oder gegen die Impfung nicht ins Gewicht fallen könne.

Selbstbestimmungsrecht

Patienten hingegen haben ein Selbstbestimmungsrecht. Sie müssen der Behandlung zustimmen. Sind sie dazu nicht in der Lage, kann ein Vertreter das für sie tun. Eine Ausnahme bilden nur Situationen, in denen, wie die Juristen das nennen, „Gefahr im Verzug" ist – in den meisten Fällen heißt das, dass Lebensgefahr besteht, wenn nicht sofort eingegriffen wird. Patienten können jedoch auch von ihrem Recht Gebrauch machen, nicht aufgeklärt zu werden; dieser Verzicht auf Aufklärung muss schriftlich erfolgen. All das ist in Gesetzen festgeschrieben und in der Österreichischen Patientencharta zusammengefasst (▶ Seite 106).

Zwar leisten Ärzte heute nicht mehr den hippokratischen Eid, doch die ärztliche Ethik gebietet ihnen, „vor allem niemandem zu schaden". Das bedeutet, dass Ärzte nicht verpflichtet sind, jede Entscheidung des Patienten mitzutragen. Wenn sie erkennen, dass die vom Patienten gewünschte Behandlung zu einer Verschlechterung seines Gesundheitszustands oder zu einem Schaden führen könnte, so dürfen sie den sogenannten Behandlungsvertrag auch von ihrer Seite lösen. „Insbesondere bei einem medizinisch grenzwertigen OP-Wunsch ist der Arzt – ebenso wie der Patient – zumindest moralisch verpflichtet, Für und Wider für sich abzuwägen", sagt der Wiener Orthopäde Thomas Motycka (2012), „seine Überlegungen und Bedenken natürlich auch dem Patienten offenzulegen und gegebenenfalls die Behandlung abzulehnen."

Auslaufmodell ärztliche Kunst?

Das geflügelte Wort von der „ärztlichen Kunst" ist ein bis heute gebräuchlicher Ausdruck zur Umschreibung des besonderen Könnens oder der besonderen Fingerfertigkeit eines Arztes, ebenso wie die „ärztliche Intuition" und der „ärztliche Blick". Prominentes Beispiel: Doktor House, der ein ganz feines Gespür für seltene Krankheiten hat und mit seinen zutreffenden Diagnosen nicht nur seine Mitarbeiter und Patienten, sondern auch die Fernsehzuseher immer wieder verblüfft.

Diese ärztliche Kunst gibt es auch außerhalb der Fernsehwelt, dort kommt sie aber immer mehr ins Gerede. Spätestens seit Beginn des 20. Jahrhunderts beruht die Medizin nicht mehr nur auf Erfahrung und Überlieferung, sondern auf überprüfbaren wissenschaftlichen Erkenntnissen. Die werden hauptsächlich in Studien gewonnen (► Seite 12 ff). Um die Behandlung weniger fehleranfällig zu machen und eine einheitliche Qualität zu fördern, hat sich in den vergangenen 20 Jahren durchgesetzt, dass diese Erkenntnisse immer häufiger in sogenannten Leitlinien zusammengefasst werden. Die stellen, von Experten des jeweiligen Fachs anhand der vorhandenen Studienergebnisse entwickelt, sozusagen praxisorientierte Handlungsanleitungen für Kollegen dar. Leitlinien sind für Ärzte nicht bindend und sie müssen an den jeweiligen Fall angepasst werden. Im Fall eines Rechtsstreits, etwa wegen des Verdachts auf einen Behandlungsfehler, können sie vom Richter jedoch als Grundlage für die Entscheidungsfindung herangezogen werden. Obwohl der Vorwurf der „Kochbuchmedizin" nicht zutrifft, sehen sich viele Ärzte durch Leitlinien in ihrer Behandlungsfreiheit eingeschränkt: „Die empirische Wissenschaft ist heute zweifellos das wichtigste Hilfsmittel des Arztes", sagt der Wiener Krebsspezialist Robert Hawliczek (2012). Aber: „Würden Ärzte alles ausklammern, wofür es keine (...) Studien gibt, dann wären wir heute medizinisch immer noch in der sprichwörtlichen Steinzeithöhle oder würden täglich Millionen von Patienten wort- und ratlos wegschicken." Kritisiert wird auch, dass Leitlinien auf der Basis von Studienergebnissen erstellt werden, die aber aus vielerlei Gründen auch verfälscht oder verzerrt sein können.

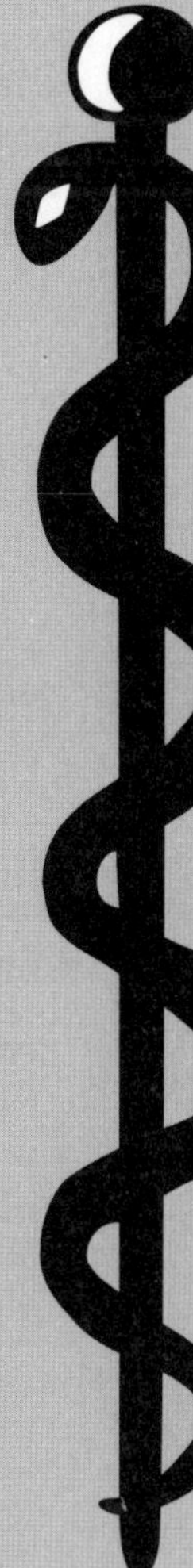

Foto: Anasta/Shutterstock.com

Eng verknüpft mit Aufklärung und Selbstbestimmung ist, wie ernst Patienten die Therapievorschläge ihres Arztes nehmen. Die Fachbegriffe dazu heißen „Compliance" (die Bereitschaft, einer medizinischen Empfehlung zu folgen) und „Adherence" (die Einhaltung der gemeinsam mit dem

Arzt gesetzten Therapieziele). Laut Weltgesundheitsorganisation WHO ist das nur bei der Hälfte der Patienten der Fall. Dass das nicht unbedingt zum Gesundwerden beiträgt, liegt auf der Hand. Meist resultiert diese mangelnde Bereitschaft daraus, dass sich Patienten unzureichend informiert fühlen und daher verunsichert sind; sie fragen sich, was tatsächlich gut für sie ist. Bestes Beispiel: die Beipackzettel vieler Medikamente. Da werden sämtliche Nebenwirkungen haarklein aufgezählt – was zwar rechtliche Gründe hat, aber etliche Menschen dazu veranlasst, auf die Einnahme zu verzichten. Vor allem dann, wenn der behandelnde Arzt die angeführten möglichen unerwünschten Nebenwirkungen nicht relativiert. Aktiv nachzufragen ist deshalb immer sinnvoll.

Beipackzettel können verunsichern

Einer weiß viel, zwei vielleicht mehr

Ärzte sind – wie alle Menschen – nicht unfehlbar. Sie können sich in ihrer Diagnose irren. „Diagnosefehler sind die nächste Großfront im Kampf für mehr Patientensicherheit", befand das US-amerikanische Fachjournal „JAMA", die Zeitschrift der weltgrößten Medizinervereinigung, bereits vor ein paar Jahren (Newman-Toker 2009). So werden rund neun Prozent der Schlaganfälle nicht als solche erkannt, und bei jeder 20. Obduktion stellt sich heraus, dass ein Diagnosefehler die Ursache für den Tod des Patienten war.

Nun muss der Arzt nicht gleich verdächtigt werden, auf dem Holzweg zu sein. Auch ist nicht jede Fehldiagnose automatisch gleichbedeutend mit Schaden oder gar Tod. Aber gerade bei Entscheidungen für oder gegen einen operativen Eingriff oder bei langwierigen Behandlungen ist es für Patienten oft eine Beruhigung, eine zweite Arztmeinung einzuholen. So können eventuell Risiken oder mögliche Nebenwirkungen, aber auch Heilungschancen besser eingeschätzt werden. Für diese Zweitmeinung ist es nicht notwendig, dass sämtliche Untersuchungen noch einmal durchgeführt werden. Patienten haben das Recht, ihre gesamte Krankengeschichte samt Befunden und Röntgenbildern ausgehändigt zu bekommen. Es spricht auch überhaupt nichts dagegen, dem Arzt zu sagen, dass man eine zweite Meinung einholen will, ehe man sich für

Zweitmeinung einholen

eine Behandlung entscheidet. Zwar vergütet nach Allgemeinem Sozialversicherungsgesetz die Krankenkasse innerhalb eines Quartals den Besuch bei einem zweiten Arzt derselben Fachrichtung nicht, doch für das Einholen einer Zweitmeinung besteht eine Ausnahme. Um eine Freischaltung der e-card zu erreichen, müssen sich Versicherte direkt an die Krankenkasse wenden. Dann werden die Kosten übernommen.

Inzwischen gibt es auch schon Webportale, die eine ärztliche Zweitmeinung anbieten, beispielsweise die Seite www.vorsicht-operation.de. Diese Initiative mehrerer deutscher Chirurgen ist darauf zurückzuführen, dass sich in letzter Zeit die Hinweise mehren, dass vor allem bei orthopädischen Problemen Operationen oft nicht gar notwendig sind. 81.242 Kniegelenkoperationen wurden 2011 in Österreich durchgeführt, zehn Jahre zuvor waren es noch 70.565 gewesen (Statistik Austria 2012b). Nur durch das Bevölkerungswachstum und die steigende Lebenserwartung ist dieses Plus nicht zu erklären, zumal allein in Niederösterreich die Anzahl der Knie-OPs in diesem Zeitraum um 22 Prozent gestiegen, die Bevölkerung aber nur um knappe fünf Prozent gewachsen ist.

Vorsicht, Operation!

Eine der mittlerweile bekanntesten Studien zu diesem Thema führte der texanische Orthopäde Bruce Moseley bereits im Jahr 2002 durch. Bei einer Gruppe von Patienten mit schmerzhaften Abnützungserscheinungen des Kniegelenks wurden die Gelenkschäden abgekratzt und das Gelenk wurde anschließend durchgespült. Bei einer Kontrollgruppe wurden nur kleine Schnitte am Knie angebracht. Sämtliche Patienten meinten jedoch, operiert worden zu sein. Bei der Kontrolle zwei Jahre später stellte sich heraus: Weder hinsichtlich der Schmerzen noch was die Schwellung des Gelenks betraf bestand ein Unterschied zwischen den tatsächlich operativ Behandelten und den Scheinoperierten (Moseley et al. 2002).

Fragwürdigkeit von Eingriffen

Es gibt noch andere Beispiele für die Fragwürdigkeit mancher Eingriffe. Etwa die sogenannte Vertebroplastie, bei der zur Stabilisierung der Wirbelsäule Knochenzement in gebrochene Wirbel eingespritzt wird. Die Ende der 1990er-Jahre viel gepriesene Methode hat sich ebenfalls als nicht wirkungsvoller erwiesen als eine Scheinoperation (Buchbinder et al. 2009). Auch so manche Diagnosemethode wird vermutlich häufiger eingesetzt, als es wirklich notwendig ist. So sind bildgebende Verfahren wie Röntgen oder Magnetresonanztomografie zur Abklärung von

Schmerzen in der Gegend der Lendenwirbelsäule in den seltensten Fällen aufschlussreich, weil die Beschwerden meist von den Muskeln ausgehen. Eine Dickdarmspiegelung – die zweifellose beste Methode, um Darmkrebs festzustellen – ist bei gesunden Menschen über 50 Jahre nicht öfter als alle zehn Jahre notwendig (Choosing wisely 2012).

Internetportale wie „Vorsicht, Operation" wollen einem Zuviel an Therapie und Diagnostik entgegenwirken. Online werden Fragen zu Beschwerden und zur Krankengeschichte beantwortet, übermittelte Röntgenbilder werden befundet. Gratis ist das alles jedoch nicht – die Honorare liegen zwischen 200 und 600 Euro. Zudem ist eine Ferndiagnose laut Ärztegesetz unzulässig. Eine Zweitmeinung von einem niedergelassenen Arzt wird hingegen wie gesagt von den Krankenkassen vergütet.

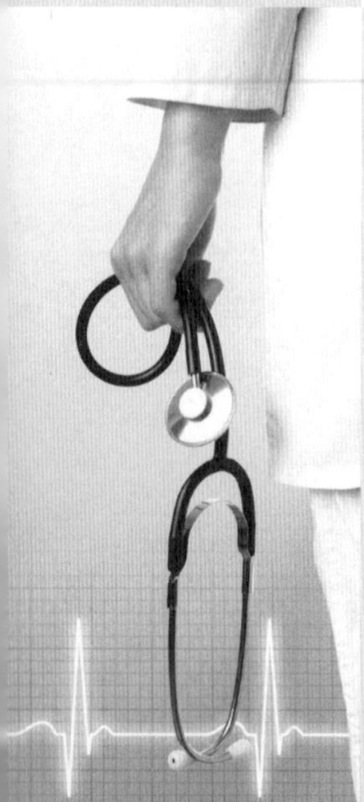
Foto: LeventeGyori/Shutterstock.com

Alles klar?

Sie waren beim Arzt, haben alles besprochen – der Arzt hat eine Diagnose gestellt und Sie haben sich gemeinsam für eine Therapie entschieden. Jetzt ist es an der Zeit, in Gedanken noch einmal alles durchzugehen und wenn nötig die noch fehlenden Informationen einzuholen, empfiehlt die niederösterreichische Patientenanwaltschaft.

- Kennen Sie die Ursachen Ihrer Beschwerden, und können Sie sich unter dem diagnostizierten Krankheitsbild etwas vorstellen?
- Wissen Sie, welche Untersuchungen und/oder Behandlungen auf Sie zukommen könnten, und kennen Sie deren Ziele?
- Wissen Sie, welche Folgen eine Nichtbehandlung hätte?
- Wenn Ihr Arzt konkrete Maßnahmen vorgeschlagen hat, haben Sie seine Begründung für genau diese Maßnahmen verstanden?
- Kennen Sie den Nutzen und die Risiken der Untersuchungen und/oder Behandlungen, insbesondere die Auswirkungen auf Ihren Alltag?
- Wurden Sie über Alternativen zu der vorgeschlagenen Maßnahme informiert?
- Wissen Sie, wie Sie sich bis zum nächsten Arztbesuch verhalten sollen?

Nachher klüger?

Freilich kann es sein, dass sich eine Entscheidung im Nachhinein als falsch herausstellt oder nicht zum erhofften Erfolg führt. Das kommt auch in medizinischen Angelegenheiten vor. Selbst wenn kein Behandlungsfehler passiert ist, bringt etwa ein chirurgischer Eingriff mitunter nicht das gewünschte Resultat. Um einen sogenannten Hallux valgus, eine fortschreitende, oft schmerzhafte Schiefstellung der Großzehe zu operieren, gibt es rund 150 verschiedene Verfahren. Bei keinem gibt es eine hundertprozentige Erfolgsgarantie (wie übrigens bei keiner Behandlung, egal um welches Gesundheitsproblem es sich handelt). Das stellt den Betroffenen nicht nur vor die Entscheidung, ob er sich überhaupt operieren lassen will. Er muss auch die Methode wählen – und damit den Chirurgen, denn für gewöhnlich sind Operateure auf bestimmte Techniken spezialisiert. Wartezimmer, Krankenhausambulanzen und Internetforen sind voll von Patienten, die ihre Entscheidung bereuen, weil sie Jahre nach dem Eingriff immer noch – oder wieder – Schmerzen haben, der Fuß geschwollen ist, die Zehe sich erneut verbiegt. Allerdings wäre die Alternative gewesen, auch ohne Operation eine schmerzende Zehe zu haben und nicht weit gehen zu können.

Keine Erfolgsgarantie

Die Krux dabei: Sämtliche Maßnahmen sind mit Unsicherheiten behaftet, die die Entscheidung schwierig machen. Und hinterher ist man immer klüger. Im Moment der Wahl hat man allerdings gute Gründe, warum man sich so und nicht anders entscheidet. Psychologen sagen deshalb, es gebe gar keine Fehlentscheidungen. Sie raten Menschen, die mit ihrem Schicksal hadern, nach den Gründen und äußeren Umständen zu suchen, die den Ausschlag gaben. Jedenfalls – das zeigt die Erfahrung – werden Entscheidungen, die aus dem Bauch heraus getroffen wurden, seltener bereut als solche, die rational und bis ins Letzte durchdacht gefällt wurden. Deshalb ist es wichtig, viele Informationen einzuholen, aber mindestens ebenso wichtig, auf die innere Stimme zu hören.

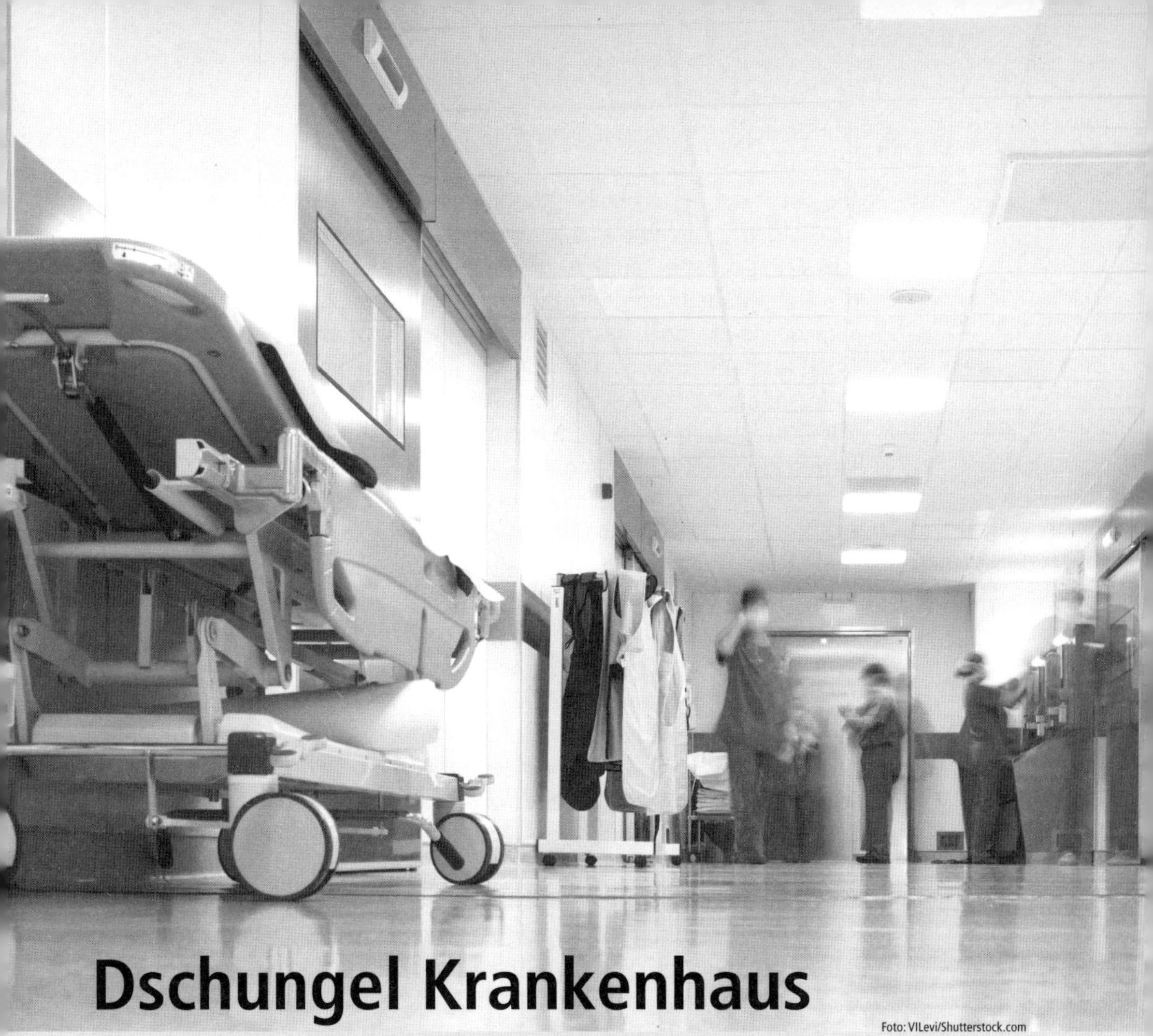

Dschungel Krankenhaus

Foto: VILevi/Shutterstock.com

Für die Ärzte Routine, für den Patienten eine Ausnahmesituation: ein Spitalsaufenthalt. Wie bereitet man sich auf die Aufnahme vor? Warum kommen mindestens zwei Personen und fragen das Gleiche? Der Aufklärungsbogen vor dem chirurgischen Eingriff: unterschrieben ist gleich eingewilligt? Und nach der Entlassung?

Die Österreicher sind, so heißt es immer wieder, Weltmeister im Krankenhausliegen. 2.682.948 Mal wurde im Jahr 2011 ein Krankenhausbett für einen neuen Patienten frisch bezogen (Statistik Austria 2012c). Zwar ist die Aufenthaltsdauer der Patienten im Spital seit 1996 von 10,3 auf 5,43 Tage gesunken, doch das ist im europäischen Vergleich immer noch lang. Unter anderem mag es daran liegen, dass es in der Alpenrepublik relativ viele Spitäler mit relativ vielen Betten gibt (7,6 Krankenhausbetten pro 100.000 Einwohner; in Schweden kommen im Vergleich dazu nur 2,7 Betten auf 100.000 Einwohner).

Gleich alt, aber weniger gesund

Dass die Österreicher deshalb gesünder wären, kann man nicht behaupten. Sie werden zwar ungefähr gleich alt, verbringen aber weniger Lebensjahre in Gesundheit als beispielsweise Franzosen, Schweden oder Iren (OECD 2012).

Wie dem auch sei: Wer einen Krankenhausaufenthalt vor sich hat, ist in der Regel etwas unsicher. Schließlich weiß man nicht so genau, was auf einen zukommt. Immerhin gaben in einer im Auftrag des Gesundheitsministeriums durchgeführten Befragung rund 15 Prozent der Patienten an, von ihrem zuweisenden Arzt auf ihre Aufnahme in der Krankenanstalt wenig bzw. gar nicht vorbereitet worden zu sein (Gleichweit et al. 2011). Sofern es sich nicht um einen Notfall oder einen Unfall handelt und man mit der Rettung bzw. dem Notarzt ins Krankenhaus kommt, stellt sich für gewöhnlich während des Arztgesprächs (► Seite 53 ff) heraus, dass ein Spitalsaufenthalt notwendig ist. Der behandelnde Arzt füllt einen Einweisungsschein aus. Dann muss mit dem Krankenhaus Kontakt aufgenommen und ein Termin für die Aufnahme vereinbart werden. Gerade bei Operationen im Bereich der Orthopädie oder Augenheilkunde kommt es mitunter zu langen Wartezeiten (► Seite 84 f).

Wählen nach Zahlen

Von den rund 270 Krankenhäusern in Österreich sind die meisten im Besitz eines Bundeslandes, einige wenige gehören Gemeinden, Krankenkassen oder dem Bund. Es gibt auch Spitäler, die privaten Organisationen gehören. Nicht alle Krankenhäuser haben das Öffentlichkeitsrecht – nur in solchen mit Öffentlichkeitsrecht übernehmen die Krankenkassen die Kosten für Aufenthalt und medizinische Behandlung.

Standard-, Schwerpunkt- und Zentralkrankenhäuser

Auch gibt es nicht in allen Spitälern sämtliche Fachabteilungen. So sind Standardkrankenhäuser für die Basisversorgung zuständig. Sie verfügen zumindest über bettenführende chirurgische und interne Abteilungen sowie über grundlegende Einrichtungen wie z.B. jene für Röntgendiagnostik. Schwerpunktkrankenhäuser haben Bettenstationen in den Bereichen Augenheilkunde, Chirurgie, Frauenheilkunde und Geburtshilfe, Hals-, Nasen- und Ohrenkrankheiten, Haut- und Geschlechtskrankheiten, innere Medizin, Kinderheilkunde, Neurologie und Psychiatrie, Orthopädie, Unfallchirurgie und Urologie. Weitere Einrichtungen gibt es unter anderem für Strahlendiagnostik und -therapie, für physikalische Medizin, Intensivpflege oder Zahnheilkunde. Und Zentralkrankenhäuser schließlich bieten das gesamte Spektrum der medizinischen Heilkunde an.

Wenn es sich nicht um einen Notfall oder einen Unfall handelt, wo man mit der Rettung ins nächstgelegene bzw. in jenes Spital eingewiesen wird, wo Kapazitäten frei sind, hat jeder Österreicher die Möglichkeit, sich das Krankenhaus selbst auszusuchen. Im Jahr 2012 hat die zum Gesundheitsministerium gehörige Gesundheit Österreich GmbH (GÖG) den sogenannten Spitalskompass online gestellt (www.spitalskompass.at). Er soll bei der Suche nach dem am besten geeigneten Krankenhaus in der Nähe helfen. Man kann nach einzelnen Krankheitsbildern, medizinischen Leistungen und Fachbereichen suchen und erfährt, in welchen Krankenhäusern bestimmte Operationen und Therapien angeboten bzw. wie häufig diese durchgeführt werden. Außerdem bietet der Spitalskompass Informationen zu den Ambulanzen und Instituten sowie zur medizinisch-technischen Ausstattung. Darüber hinaus kann man das Serviceangebot nach individuellen Bedürfnissen auswählen (z.B. Telefon, Sat-TV, vegetarisches Menü oder Morgenmantel).

Kein Hinweis auf Behandlungsqualität

Was die Qualität der angebotenen medizinischen Leistungen anlangt, wird man aus dem Kompass allerdings nicht wirklich schlau. Zwar werden die Fachabteilungen mit Leistungsschwerpunkten angeführt und es gibt einer Liste der häufigsten Diagnosen und Leistungen, dabei ist aber erstens nicht klar, wer diese Liste erstellt und überprüft hat, und zweitens wird das jeweilige Ergebnis der Behandlung (bzw. Komplikationen oder Wiederaufnahmen) nicht publiziert. „Wenn mir als Patient das Telefon am Bett und der Fernseher im Aufenthaltsraum wichtiger ist als die Qualität der medizinischen Leistung, dann mag mir der Spitalskompass helfen", sagt die Journalistin Livia Rohrmoser, die den Spitalskompass unter die Lupe genommen hat. „Wenn ich jedoch wissen will, in welchem Spital nach einfachen Bypass-Operationen die meisten Patienten gesund werden und wo die meisten versterben, dann ist er die falsche Adresse." (Rohrmoser 2012). Manche Experten sehen in der Veröffentlichung von Fall- bzw. Erfolgszahlen sowieso ein Problem, da eben nicht alle Abteilungen, die die gleiche Leistung anbieten, miteinander vergleichbar sind (► Seite 40 ff).

Meinungsbildende Internetforen

Viel öfter laufen die Informationen ohnehin anders, nämlich in Form von Mundpropaganda, in letzter Zeit auch immer häufiger übers Internet. Besser gesagt über die sogenannten sozialen Netzwerke und Foren. Web2watch, ein Ableger des Meinungsforschungsinstituts OGM, hat gezählt, dass es im Zeitraum von Juni 2011 bis Juni 2012 im Netz 20.225 Postings zu österreichischen Krankenhäusern oder Kuranstalten gab. Die meisten (7.088) betrafen das Wiener Allgemeine Krankenhaus (AKH). An zweiter Stelle, weit abgeschlagen, das Grazer Landeskrankenhaus, über das 1.705 Mal gepostet wurde, allerdings mit dem höchsten Anteil an Negativmeldungen. Am häufigsten tun Schwangere bzw. Frauen, die vor Kurzem ein Kind auf die Welt gebracht haben, ihre Meinung kund über die Betreuung vor und während der Geburt. Aber auch das Personal hat einiges über den Arbeitsplatz Krankenhaus zu sagen – meist anonym (Format 2012).

Erhobene Zufriedenheit

Fragebogen-Erhebungen

Was bei einzelnen Ärzten über anonyme Tester oder Internetbewertungen erfolgt, wird in Krankenhäusern mit Fragebögen versucht: die Zufriedenheit der Patienten zu ergründen, um Schwachpunkte aufzudecken und Ansätze für Verbesserungsmaßnahmen zu identifizieren. Und um Werbung zu machen. Fast in jedem Spital bekommt der Patient – meist unmittelbar vor der Entlassung – einen Fragebogen ausgehändigt. Er soll beurteilen, wie gut aufgehoben er sich während seines Aufenthalts gefühlt hat.

Allerdings sind paradoxerweise „nicht schlechte Bewertungen, sondern vielmehr die durchwegs ausgezeichneten Beurteilungen" ein häufiges Problem solcher Patientenbefragungen, sagt der Krankenhausberater Alexander Schwarz-Musch (2008). Denn dann lehnen sich die Verantwortlichen beruhigt zurück – bloß den Mitarbeitern kommen Zweifel, zumal sie selbst etliche Kritikpunkte kennen und in vielen Fällen etliches zu verbessern wäre. Aber sie schweigen meist. Schwarz-Musch hat untersucht, warum Patienten, auch wenn sie mit ihrem Krankenhausaufenthalt gar nicht so zufrieden waren, dazu neigen, positive Bewertungen abzugeben. Da sind einerseits die gesellschaftlich erwünschten Antworten („Es waren ja alle so nett, da kann man doch nicht"). Dazu kommt die Angst der Patienten vor möglichen Konsequenzen, auch wenn die Fragebögen anonym auszufüllen sind („Wer weiß, ob die nicht doch wissen"). Und schließlich sind es Schwachpunkte der Fragebögen selbst („Die eine Schwester war immer unfreundlich, aber ich kann nur eine Gesamtnote vergeben"). Und dann gibt es noch die sogenannten resignativ zufriedenen Kunden. „Diese sind mit den erbrachten Leistungen zwar nicht wirklich zufrieden, glauben aber, dass man eben nicht mehr erwarten könne", sagt Schwarz-Musch. Deshalb vergeben sie Bestnoten.

Ergebnisse führen in die Irre

Um solche in die Irre führenden Ergebnisse auszuschließen oder wenigstens gering zu halten, sollten die Bewertungen eher nicht nach dem Schulnotensystem erfolgen, sondern die Zufriedenheit sollte verbal beurteilt werden können. Denn selbst wer das Mittagsmenü als „gut" bewertet, muss nicht zwangsläufig zufrieden damit sein. Auch wenn nur drei bis fünf Antwortstufen zwischen „sehr gut" und „nicht genügend" zu vergeben sind, entsteht oft ein zu positives Bild. Fazit: Wirklich zu trauen ist den Ergebnissen solcher Erhebungen nicht.

Nicht nur in einem Krankenhaus, sondern in 49 der insgesamt 270 österreichischen Spitäler wurde in den Jahren 2010 und 2011 im Auftrag des Gesundheitsministeriums eine sogenannte sektorenübergreifende Zufriedenheitsbefragung durchgeführt. Erhoben werden sollte nicht nur, wie Menschen die Betreuung im Spital selbst erleben, sondern auch, wie gut die Übergänge vom niedergelassenen Arzt ins Krankenhaus funktionieren und ob die betroffenen Patienten wissen, was mit ihnen passiert und warum (Gleichweit et al. 2011).

Insgesamt scheint die Zufriedenheit mit stationären Aufenthalten recht hoch zu sein, zwischen 63 und 95 Prozent der befragten 22.000 Patienten waren mit dem Krankenhaus sehr zufrieden. (Allerdings gab es – siehe oben – nur eine vierteilige Antwortskala von „sehr zufrieden" bis „nicht zufrieden" sowie die Möglichkeit „kann ich nicht beurteilen"). Der Anteil jener, die den Aufenthalt subjektiv als keine oder als nur geringe Verbesserung ihres Gesundheitszustandes wahrnahmen, schwankt je nach Krankenhaus zwischen 4 und 24 Prozent. Verbesserungsbedarf besteht jedoch besonders im Bereich der sogenannten Nahtstellen, also unmittelbar vor und nach dem Spitalsaufenthalt, sowie bei der Zusammenarbeit von niedergelassenen Ärzten und Krankenhäusern. Jeder sechste Patient gab an, vom Arzt, der ihn in die Klinik überwiesen hatte, wenig oder gar nicht auf den Spitalsaufenthalt vorbereitet worden zu sein. Bei fast jedem Zweiten wurden Untersuchungen, die kurz vor dem Aufenthalt durchgeführt worden waren, im Spital wiederholt (► Seite 43). Jeder vierte der Patienten, die selbst angaben, lebensgefährlich krank oder verletzt gewesen zu sein, musste länger als eine Stunde warten, bis eine ärztliche Untersuchung stattfand. Und nur die Hälfte jener Patienten, die nach der Entlassung weitere Unterstützung wie beispielsweise Wundverbände oder Gehhilfen benötigten, hatten eine Ansprechperson, die sich darum kümmerte. Die Erkenntnisse sollen nun helfen, gezielte Maßnahmen zur besseren Patientenbetreuung zu setzen. Die teilnehmenden Krankenanstalten erhalten ihre eigenen Auswertungen sowie – anonymisiert – die der anderen, um einen Vergleich ziehen zu können.

Verbesserungsbedarf an den Nahtstellen

Freilich geht es auch bei solchen Fragebogenerhebungen durchwegs um subjektive Eindrücke von Patienten, eben um die Zufriedenheit. Über die tatsächliche Qualität der medizinischen Behandlung sagen sie nichts aus. Richtig gemacht, können sie trotzdem bis zu einem gewissen Grad sinnvoll sein. Das zeigte sich in einer Studie des Londoner Imperial College (Greaves et al. 2012). In England können die Patienten seit 2008 ihre Meinung zur Behandlung und Betreuung in öffentlichen Krankenhäusern online abgeben. Das System ist ähnlich einfach wie Hotel-Ratings. Beim Vergleich dieser Laien-Beurteilungen mit objektiven Qualitätskriterien wie beispielsweise der Häufigkeit von im Krankenhaus erworbenen Infektionen oder der Anzahl der nach der Entlassung aus dem Spital notwendigen Wiederaufnahmen zeigte sich eine ziemlich hohe

Keine Aussage über die medizinische Qualität

Übereinstimmung. So war in jenen Krankenhäusern, die von den Patienten besser beurteilt wurden, die Sterblichkeitsrate um fünf Prozent niedriger als in den weniger günstig bewerteten Spitälern.

Die Spezialisten der Spezialisten

Krankenhausärzte waren, im Gegensatz zu ihren niedergelassenen Kollegen, nie Einzelkämpfer. Doch in der letzten Zeit arbeiten die Teams vermehrt auch fächerübergreifend zusammen. Beispielsweise in sogenannten Tumorboards. Da wird in Konferenzen, bei denen auch das Pflegepersonal vertreten ist und an Uni-Kliniken zuweilen auch Studenten teilnehmen, der Zustand von Krebspatienten besprochen und die weitere Behandlung wird von Krebsspezialisten, Internisten, Radiologen und Schmerztherapeuten diskutiert und geplant. Manchmal werden auch Spezialisten anderer Krankenhäuser per Video zugeschaltet. Der Vorteil für die Patienten: Viel Expertenwissen fließt ein. Aber auch Ärzte profitieren von diesen Konferenzen, denn sie lernen voneinander. Ein weiterer Trend ist die Bildung von Zentren – ganzen Kliniken oder Abteilungen, die auf ein Krankheitsbild spezialisiert sind, etwa Brustzentren, wie sie in Salzburg oder Wien existieren. Dort wird die Patientin von der ersten Untersuchung bei Verdacht auf einen Tumor über weitere Diagnostik, Befundbesprechungen, Festlegung des weiteren Vorgehens in Absprache mit ihr, die Behandlung und schließlich die Nachsorge immer wieder vom selben Team betreut.

Freilich kann es, je nach Häufigkeit der Erkrankung, nur eine bestimmte Anzahl solcher Zentren geben. Für das äußerst seltene Krankheitsbild der Epidermolysis bullosa etwa – die Erkrankten werden Schmetterlingskinder genannt, weil ihre Haut schmetterlingsflügeldünn und empfindlich ist – gibt es in Österreich nur eine einzige Spezialklinik, in Salzburg. Für Herzoperationen bei Kindern existieren derzeit vier Zentren (jeweils eines in Graz, Linz, Innsbruck und Wien). Um zwei zu viel, wie internationale Experten betonen. Denn pro Jahr brauchen in ganz Österreich rund 600 Kinder eine Herzoperation. Als Messlatte für gesicherte Qualität wird aber eine Fallzahl von 250 pro Klinik und Jahr gesehen. Internationale Studien zeigen immer wieder: Je mehr ein Chirurg operiert, desto besser wird er (► Seite 42) (Rohrmoser 2011).

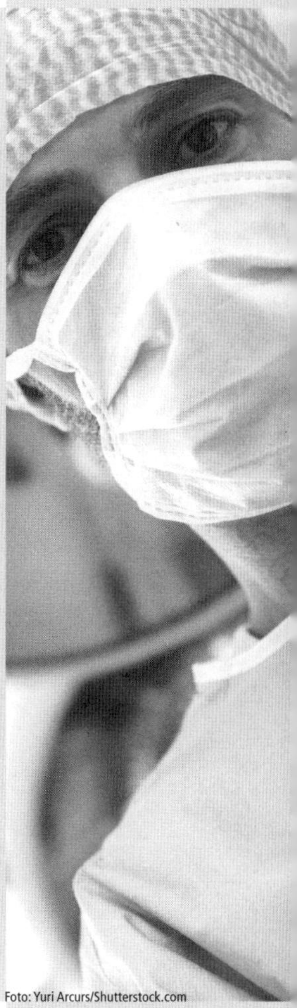

Foto: Yuri Arcurs/Shutterstock.com

Mängel im System

Laut dem französischen Philosophen Voltaire liegt die Kunst der Ärzte darin, den Patienten so lange zu amüsieren, bis die Natur ihn heilt. Ganz so einfach ist es freilich nicht. Zwar heilt ein Großteil der Beschwerden und Misslichkeiten tatsächlich von selbst. Doch wenn das nicht der Fall ist, dann ist ärztliche Hilfe jedenfalls angezeigt. Hier kann ausschlaggebend sein, wo man wohnt und an welchem Wochentag man Hilfe braucht.

Eine Titelgeschichte des Nachrichtenmagazins „profil" ließ vor ein paar Jahren die Wogen hochgehen. Titel „Wo Sie schneller sterben: Fatale Mängel machen Herztod zu einer Ortsfrage" (Goebel 2008). Herz-Kreislauf-Erkrankungen sind die häufigste Todesursache. 32.374 Menschen starben im Jahr 2011 daran (Statistik Austria 2012d). Das sind zwar bedeutend weniger als noch vor 15 Jahren, aber fast immer noch jeder zweite Todesfall geht auf ein Problem des Gefäßsystems zurück. Die Statistik zeigt aber noch etwas anderes: Während in Vorarlberg von 100.000 Menschen 273 an einem Herzinfarkt sterben, sind es im Burgenland 487. Das könnte daran liegen, dass die Burgenländer aufgrund verschiedener Ursachen eher herzinfarktgefährdet sind. Doch anhand der Aufzeichnungen über Spitalsaufenthalte wird klar: Während von den 1.091 Menschen, die im Jahr 2011 in Vorarlberg mit einem Herzinfarkt ins Krankenhaus eingeliefert wurden, 42 starben (3,8 Prozent), waren es von den 621 im Burgenland 59 (9,5 Prozent) (Statistik Austria 2012d).

Wohnort und Gesundheit

Bei der Behandlung eines Herzinfarkts zählt – wie auch beim Schlaganfall – jede Minute. Wird der Herzmuskel durch ein Blutgerinnsel, das ein zum Herzen führendes Gefäß verengt oder verschließt, nicht mehr mit Sauerstoff versorgt, so schafft er es nur 20 Minuten, weiterzuschlagen. Spätestens dann stirbt Gewebe ab. Das bedeutet nicht nur eine möglicherweise bleibende Schädigung des Herzens, sondern im Extremfall den Tod. Um optimal versorgt zu werden, sollte ein Infarktpatient innerhalb von neunzig Minuten in ein sogenanntes Herzkatheterlabor kommen. Dort können die notwendigen Untersuchungen und Behandlungen durchgeführt werden. Doch längst nicht jedes Krankenhaus verfügt über einen solchen Behandlungsraum, manche halten nur tagsüber offen; abgesehen davon kommen viele Patienten erst sehr spät ins Krankenhaus. Allerdings wird auch dann der Infarkt zuweilen gar nicht diagnostiziert.

Jede Minute zählt

Übermüdete Ärzte

Seit Jahren wird in Österreichs Spitälern an der Einhaltung der EU-Arbeitszeitrichtlinie herumgedoktert. Und seit Jahren stoßen die Verantwortlichen bei der Umsetzung auf die gleichen Probleme: Obwohl es darum geht, dass das Gesundheitspersonal und vor allem die Ärzteschaft in den Krankenhäusern weniger arbeiten sollte, ist genau diese Berufsgruppe damit nicht ganz glücklich. Der Grund: Die Nacht- und Wochenenddienste fetten das – im europaweiten Vergleich nicht gerade üppige – Grundgehalt auf. Zwar sind die Zeiten vorbei, in denen Ärzte für den Wochenenddienst am Freitagmorgen das Spital betraten und erst am Montagnachmittag wieder an die frische Luft kamen. Bereits seit 1997 ist in Österreich das Krankenanstalten-Arbeitszeitgesetz in Kraft. Es sieht vor, dass die Tagesarbeitszeit von Ärzten nicht mehr als 13 Stunden beträgt und die Wochenarbeitszeit in einem Durchrechnungszeitraum von bis zu 17 Wochen im Durchschnitt 48 Stunden nicht überschreiten darf. Doch in einzelnen Betriebsvereinbarungen können da schon Ausnahmeregelungen getroffen werden. Denn abgesehen davon, dass die Ärzte ungern auf das Zubrot der langen Dienste verzichten, stehen auch die Krankenhauserhalter vor einem doppelten Problem: Kürzere Dienstzeiten bedeuten, es braucht mehr Ärzte, um die Versorgung aufrechtzuerhalten; und schon jetzt haben vor allem Spitäler an der Peripherie Schwierigkeiten, genügend Ärzte zu rekrutieren. Außerdem verursacht mehr Personal auch höhere Kosten.

Die Arbeitszeiten, so der oberösterreichische Chirurg Kurt Adamer, der sich mit dieser Problematik eingehend auseinandergesetzt hat, werden „nur mehr auf Basis eines überkommenen Mythos toleriert, eines Mythos von permanenter Unfehlbarkeit und Tapferkeit ab dem Zeitpunkt der Promotion, der von der Gesellschaft und der Ärzteschaft gleichermaßen nicht hinterfragt wird" (Adamer 2007). Aber Menschen werden müde, und auch Ärzte sind Menschen. Und wer müde ist, macht mehr Fehler. Das hat bereits 1997 ein australisches Ärzteteam herausgefunden: Eine Gruppe von Versuchspersonen musste in der Zeit von acht Uhr früh bis zum nächsten Tag um zwölf Uhr – eine in vielen Krankenhäusern normale Arbeitszeit für Ärzte, wenn sie Nachtdienst haben – immer wieder Testaufgaben lösen. Dabei ging es um motorische Genauigkeit, aber auch um Reaktionsgeschwindigkeit. Eine Kontrollgruppe trank schluckweise Alkohol bis zu einem Blutalkoholspiegel von 0,5 Promille und musste die gleichen Aufgaben bewältigen. Bereits nach 17 Stunden machte die Gruppe ohne Schlaf ebenso viele Fehler wie die alkoholisierte Gruppe (Dawson et al. 1997).

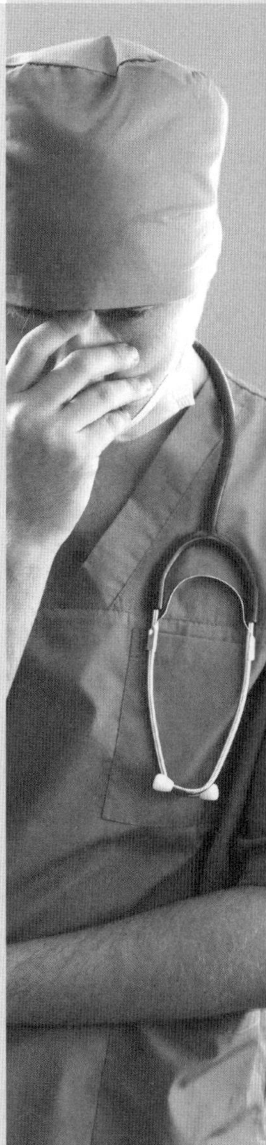

Foto: haveseen/Shutterstock.com

Von fünf Herzinfarktpatienten, die „profil" über Vermittlung des Österreichischen Herzverbandes kontaktierte, berichteten drei, dass ihr Infarkt selbst im Krankenhaus nicht entdeckt worden war. In einem Fall einfach deshalb, weil der Oberarzt der Kardiologie auf Urlaub war. In einem anderen Fall wurde der Patient wegen vermeintlicher Magenprobleme behandelt. Die Herzattacke wurde erst Jahre später diagnostiziert.

Kein österreichisches Phänomen

Das ist allerdings kein österreichisches Phänomen. Die Krankenakten von mehr als 231.000 Patienten in Krankenhäusern im US-Bundesstaat New Jersey zeigten, dass es einen Unterschied macht, ob man an einem Wochentag oder am Wochenende mit einem Herzinfarkt ins Krankenhaus kommt. Am Wochenende herrscht in den Spitälern – und auch in den Herzkatheterlabors – nur Notbetrieb. Die Wartezeiten sind entsprechend länger. Dann gehen Herzattacken öfter tödlich aus (Kostis et al. 2007).

Bei dieser Problematik geht es zwar auch um einzelne Ärzte und Krankenhäuser, denn dass deren Qualität durchaus noch Spielraum nach oben hat, zeigt die Tatsache, dass Herzinfarkte zuweilen nicht erkannt und in der Folge nicht rechtzeitig und richtig behandelt werden. Viel mehr aber noch geht es um die Qualität des ganzen Gesundheitssystems. Hier ist das gefragt, was Gesundheitspolitiker unter „integrierter Versorgung" verstehen: eine funktionierende, fächer- und berufsgruppenübergreifende Behandlungskette, egal wo sich der Patient befindet. Denn dass der Betrieb in verschiedenen Abteilungen am Wochenende nur mit halber Mannschaft geführt wird, liegt an der Organisation und den (Personal-) Kosten. Dass das österreichische Gesundheitswesen gemessen an den relativ hohen Ausgaben im internationalen Vergleich nur mittelmäßige Ergebnisse liefert, ist immer wieder Gegenstand von Untersuchungen und mehr oder weniger geglückten Gesundheitsreformen.

Und wann bin ich dran?

Transparenz der Wartelisten

Die Novelle des Bundesgesetzes über Kranken- und Kuranstalten (KAKuG) 2011 verpflichtet die Bundesländer als Träger der öffentlichen Krankenhäuser dazu, für Patienten einsehbare Wartelisten für Bereiche mit planbaren Eingriffen einzuführen, also für Fächer wie Orthopädie, orthopädische Chirurgie, Augenheilkunde oder Neurochirurgie. Die Listung soll anonymisiert erfolgen, Personennamen tauchen darin also nicht auf. Standardisierte medizinische Kriterien sollen die Terminreihung nachvollziehbar machen – denn bei manchen Patienten sind die Gesundheitsprobleme drängender als bei anderen, auch wenn es sich nicht um einen Notfall handelt. Die Patienten könnten dann auch, wenn sie sehen, dass anderswo weniger Andrang ist, auf dieses andere Krankenhaus ausweichen. Nicht einmal mehr auf ein bestimmtes Bundesland sind Patienten in der Wahl ihres Krankenhauses beschränkt.

Zweiklassenmedizin im Krankenhaus

Der Grund für mehr Transparenz im Wartelistenmanagement ist ein schon länger bekanntes Problem, das durch einen Test des Vereins für Konsumenteninformation (VKI) im Spätsommer 2011 bestätigt wurde: Patienten mit einer Zusatzversicherung kommen bei planbaren (in der Fachsprache: „elektiven") Eingriffen früher an die Reihe (KONSUMENT 2011). Die Reaktionen der Ärzteschaft und der Krankenhausträger auf die Veröffentlichung der Testergebnisse reichten von verdattert-verschämt bis erbost. Immerhin haben zweieinhalb Millionen Menschen in Österreich eine Privatversicherung, und diese Zusatzversicherungen spülen laut dem damaligen Primarärztereferenten der Ärztekammer, Robert Hawliczek, jährlich rund eineinhalb Milliarden Euro in das Gesundheitssystem: „Man kann nicht auf der einen Seite das Händchen aufhalten und das Geld der Zusatzversicherten wollen, weil das nützlich ist für alle, und gleichzeitig sagen, kriegen tun sie nichts dafür", sagte er (Koschuh 2011). Womit er nicht ganz unrecht hat. Für die unter zunehmendem Spardruck stehenden öffentlichen Krankenhäuser sind die Privatpatienten ein wichtiges Zubrot: Die Zahlungen der Versicherungen an Ärzte (sie bekommen einen bestimmten Teil der Einnahmen) und Krankenhäuser nahmen im Jahr 2011 um 1,2 Prozent auf 1,098 Milliarden Euro zu (Rümmele 2013).

Doch laut Gesetz ist „für die ärztliche Behandlung einschließlich der Pflege sowie, unbeschadet einer Aufnahme in die Sonderklasse, für Verpflegung und Unterbringung ausschließlich der Gesundheitszustand der Pfleglinge maßgeblich" und nicht der Geldbeutel. Und: „Die Sonderklasse hat durch ihre besondere Ausstattung höheren Ansprüchen hinsichtlich Verpflegung und Unterbringung zu entsprechen." Also: Ein- oder Zweibettzimmer und größere Auswahl beim Essen – das, was gemeinhin als Hotelkomponente bezeichnet wird. Auch den behandelnden Arzt können sich Zusatzversicherte aussuchen. Der freut sich, weil ihm ein Zusatzhonorar winkt. Jede Vorreihung von Patienten aus nicht medizinischen Gründen ist jedoch gesetzeswidrig.

Noch nicht überall einsehbar

Für die Patienten heißt es im Zusammenhang mit den einsehbaren Wartelisten der einzelnen Krankenhäuser allerdings noch: bitte warten. Denn die Listen sind längst noch nicht überall öffentlich.

Für die Operation freigegeben

Vor einer Operation sind für gewöhnlich verschiedene Untersuchungen notwendig, damit der Patient die sogenannte Operationsfreigabe erhält: Chirurg und Anästhesist müssen wissen, in welchem Gesundheitszustand der Patient ist. Wurde noch bis vor kurzer Zeit auch bei kleinen Eingriffen vom gesamten Blutbild über ein EKG bis hin zum Röntgen des Brustraumes eine ganze Reihe von Checks durchgeführt, so hat sich anhand von Studien herausgestellt, dass dieser Befund-Marathon gar nicht immer notwendig ist. Bei rund 80 Prozent der Patienten reichen ein intensives Arztgespräch („Anamnese") und eine Untersuchung durch den Arzt zur Abklärung aus. In der Praxis werden aber nur in 37 Prozent der Fälle keine weiteren Befunde angefordert. Zudem hat es sich eingebürgert, dass etliche Untersuchungen in der Klinik wiederholt werden. So gaben in der besagten Patientenbefragung 47 Prozent an, dass sie sich im Spital noch einmal den gleichen Untersuchungen unterziehen mussten wie kurz zuvor im niedergelassenen Bereich. Im Speziellen ein Projekt an der Salzburger Landesklinik hat gezeigt, dass es auf recht einfache Weise und vor allem ohne Nachteile für den Patienten gelingen kann, unnötige Befunde, unnötige Patientenwege sowie Doppelbefundungen zu vermeiden. Als Hilfsmittel dafür wurde ein webbasiertes Computerprogramm entwickelt, in das die Daten des Patienten eingegeben werden und das dann errechnet, welche Checks tatsächlich notwendig sind (Huber 2010). Auf ein Röntgen des Brustraums kann meistens verzichtet werden. Wichtig ist jedenfalls, am Tag der Aufnahme ins Krankenhaus sämtliche Befunde mitzunehmen. Was Sie sonst noch brauchen, finden Sie in der folgenden Checkliste.

Das Ende des Befund-Marathons?

Checkliste Krankenhausaufenthalt

Toiletteartikel

- Zahnbürste, Zahnpasta und Becher
- Reinigungstabletten und -dose für Gebissträger
- Seife oder Duschgel
- Haarbürste/Kamm
- Handspiegel
- Nagelpflegeset
- Papiertaschentücher
- Hautcreme
- Föhn
- Rasierutensilien
- Haarspange/Haarband
- Waschlappen, Handtücher (Sie erhalten Handtücher auch im Spital)

Kleidung

- Unterwäsche
- Socken
- Schlafanzüge oder Nachthemden (Sie erhalten Nachthemden auch im Spital)
- Morgenmantel
- Jogginganzug
- Hausschuhe
- evtl. ein Paar Sportschuhe für Krankengymnastik

Für die Spitalsärzte

- relevante Röntgenbilder mit Datum
- Laborbefunde
- Medikamentenliste, einschließlich Dosierung
- Angaben zu bekannten Allergien (Allergiepass)

Für die Krankenhausverwaltung

- Vorbefunde
- e-card
- Angaben zu Privatkrankenversicherung, wenn vorhanden
- Name der Hausärztin/des Hausarztes
- Einweisungsschein des einweisenden Arztes

Sonstiges (je nach Bedarf)

- Mobiltelefon
- Bücher
- eine kleine Summe Bargeld (keine großen Beträge und Wertsachen!)
- MP3-Player, Walkman, Radio (mit Kopfhörern)
- Laptop und DVDs
- Brille
- Armbanduhr
- Schreibutensilien

Nicht vergessen

- Wer kümmert sich um die Kinder?
- Sind Pflanzen und Haustiere versorgt?
- Sind Gas- und Wasserhahn zugedreht?
- Sind Lampen und Elektrogeräte ausgeschalten?
- Wer kümmert sich um die Post?
- Vor längerem Spitalsaufenthalt Daueraufträge einrichten, z.B. für TV-Gebühren, Telefon, Strom, Gas, Miete etc.
- Eventuell Nachbarn darüber informieren, dass Sie sich im Spital aufhalten

(Quelle: www.gesundheit.gv.at)

Verpflegungskostenbeitrag

Was die Kosten der Untersuchungen und des Spitalsaufenthalts anlangt, so werden sie bei einem Aufenthalt in der allgemeinen Gebührenklasse eines öffentlichen Krankenhauses mit der jeweiligen Krankenkasse direkt verrechnet (Ausnahmen sind Schönheitsoperationen und Schwangerschaftsabbrüche), eine geringe Kostenbeteiligung pro Tag ist vorgesehen. Dabei handelt es sich um den sogenannten Verpflegungskostenbeitrag, der bis zu 17 Euro pro Tag ausmacht. Er darf jedoch für höchstens 28 Tage eingehoben werden. Bei Aufenthalten in Privatkliniken oder auf Sonderklasse können hohe Kosten erwachsen. Einige Krankenversicherungsträger bieten jedoch auch eine Kostenerstattung für die Sonderklasse an.

Im Krankenhaus

Aufnahme der Krankengeschichte

Sobald die Aufnahmeformalitäten bei der dafür eingerichteten Stelle erledigt sind und der Patient sein Zimmer bzw. Bett bezogen hat, kommen mindestens zwei Personen, die sich idealerweise mit Namen vorstellen und ungefähr das Gleiche wissen wollen: der diensthabende Arzt und eine Krankenschwester. Sie nehmen beide die Krankengeschichte auf, allerdings aus einer anderen Perspektive. Während der Arzt von aktuellen Beschwerden bis zu früheren Operationen alles erfragt, was mit dem Grund der Spitalsaufnahme im Zusammenhang stehen könnte, geht es der Pflegeperson darum, die Probleme und Bedürfnisse einzuschätzen, die durch Pflegemaßnahmen beeinflusst werden können. Meist sind aber noch viele andere Mitarbeiter aus unterschiedlichen Berufsgruppen, Abteilungen und Instituten an der Behandlung beteiligt; je mehr es sind, „desto größer ist die Möglichkeit, dass Wartezeiten oder Missverständnisse entstehen", warnt die Plattform Patientensicherheit und rät dazu, sämtliche erhaltene Informationen zu notieren (siehe auch Kasten „Zehn Sicherheitstipps", ► Seite 91).

Ist ein Eingriff vorgesehen, so kommt am Tag oder Abend vor der Operation der Chirurg und/oder der Anästhesist und klärt noch einmal genau über den Ablauf des Eingriffs und die Narkose sowie über mögliche Komplikationen auf. Tatsache ist: Bei jeder Operation und bei jedem noch so geschickten und erfahrenen Operationsteam kann es zu Organverletzungen, Blutungen, Infekten oder Blutgerinnseln kommen, die den Gesundheitszustand des Patienten gefährden und im Extremfall bis zum Tod führen können. Die Ärzte sind verpflichtet, nicht nur über diese Risiken aufzuklären, sondern auch darüber, was bei dem bevorstehenden Eingriff im Speziellen alles passieren kann (► Seite 67 ff). Dafür gibt es eigene Informationsbögen, auf denen auch schematisch die Körperstelle abgebildet ist, an der der Eingriff vorgenommen werden soll. Manche Patienten fühlen sich von den vielen aufgezählten möglichen Komplikationen heillos verunsichert, ähnlich wie von den Beipackzetteln von Medikamenten. Patientenanwalt Gerald Bachinger wundert das nicht, denn „der eigentliche Grund für diese Informationsbögen ist nicht, die Patienten seriös zu informieren, sondern die rechtliche Absicherung des Krankenhauspersonals". Seiner Meinung nach sollten die Informationsblätter völlig überarbeitet werden, auch hinsichtlich des Layouts.

Verunsichern Informationsbögen?

Inzwischen ist das Resultat der unübersichtlichen Bögen: „Öfter, als viele glauben, nimmt der Patient das Recht auf Selbstverantwortung jedoch nicht wahr und verzichtet auch schriftlich im Revers auf eine genaue Aufklärung", sagt der Orthopäde Thomas Motycka (2012). Dem widerspricht allerdings die unlängst im Auftrag des Gesundheitsministeriums durchgeführte Studie zum Thema Patienteninformation und -aufklärung. Im Rahmen dieser Untersuchung gaben 70 Prozent der teilnehmenden Patienten – sie hatten kürzlich ein künstliches Hüftgelenk eingesetzt bekommen – an, dass sie ausführlich über Behandlungen und Risiken aufgeklärt werden möchten, nur 4 Prozent wollten keine Erläuterungen. Weitere 4 Prozent fühlten sich nicht ausreichend aufgeklärt. Und: Das in der Studie befragte Krankenhauspersonal sieht das Thema Patienteninformation deutlich kritischer als die Patienten selbst. Größtes Problem: der Zeitmangel. Auch die begrenzte Aufnahmefähigkeit der Patienten – meist durch Nervosität – wird als problematisch angesehen. Vor allem ältere Patienten scheinen von der Fülle der Informationen schnell überfordert zu sein (Czirkovits et al. 2010).

Keinesfalls geht es bei der umfassenden Aufklärung darum, dass irgendjemand Patienten (ab-)schrecken will. Vielmehr sollen sie dadurch in die Lage versetzt werden, zu entscheiden, ob sie sich der Behandlung bzw. dem Eingriff tatsächlich unterziehen wollen. Der Arzt muss sich also im Gespräch zudem vergewissern, ob der Patient die Information

Im Krankenhaus angesteckt

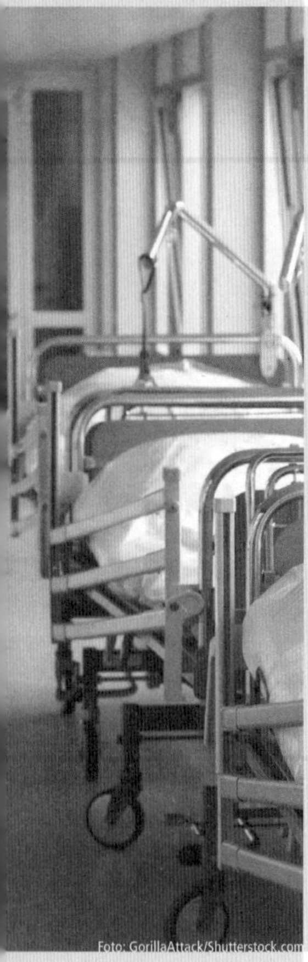

Foto: GorillaAttack/Shutterstock.com

Seit einigen Jahren gelten Krankenhäuser nicht mehr unbedingt als sichere Orte. Das hängt einerseits mit den Veröffentlichungen über Fehler oder andere missliebige Ereignisse zusammen, die dort passierten und immer wieder passieren (► Seite 34 ff). Andererseits damit, dass in den Medien auch immer häufiger zu lesen ist, wie leicht man sich im Spital mit einem Keim anstecken kann, den man nur schwer wieder loswird. Was Ignaz Semmelweis vor mehr als 150 Jahren propagierte, scheint heute notwendiger denn je: Hygienevorschriften zu beachten.

Gerade Krankenhäuser sind wahre Brutstätten für allerlei Krankheitserreger, die sich rasant ausbreiten können. Bei Menschen, deren Immunsystem bereits durch eine andere Erkrankung geschwächt ist, haben sie leichtes Spiel. Deshalb sind schwer kranke Patienten besonders gefährdet, angesteckt zu werden. Dabei werden in letzter Zeit immer häufiger sogenannte multiresistente Bakterien beobachtet, gegen die herkömmliche Antibiotika unwirksam sind.

In jedem Spital gibt es Hygienebeauftragte, deren Aufgabe es ist, für hygienische Bedingungen zu sorgen und zu kontrollieren, dass sie aufrechterhalten bleiben und die Vorschriften eingehalten werden. Und zwar bis in den letzten Winkel, nicht nur in den Operationssälen. In England wurden vor ein paar Jahren für Patienten, denen ein Spitalsaufenthalt bevorstand, spezielle Krankenhaus-Kulturbeutel angeboten, die Fläschchen mit aseptischen Handwaschlotionen enthielten – ein Verkaufsschlager. Hygieneexperten finden das etwas übertrieben, raten aber, sich im Krankenhaus oft die Hände zu waschen. Denn das ist noch immer der beste Schutz vor Ansteckung. Und fassen Sie es nicht als Unfreundlichkeit auf, wenn der Arzt Ihnen bei der Visite nicht die Hand gibt.

verstehen konnte, und Unklarheiten ausräumen, was für gewöhnlich viel Zeit in Anspruch nimmt (oder nehmen sollte). Die Bögen selbst dienen auch der Dokumentation. Ist entsprechend aufgeklärt worden und tritt eines der besprochenen Risiken auf, ohne dass ein Fehler vorliegt, so haftet der Arzt bzw. das Krankenhaus nicht. Tatsächlich kommen heute die meisten Verurteilungen von Ärzten nicht aufgrund von sogenannten Kunstfehlern zustande, sondern wegen mangelnder oder nicht ausreichend dokumentierter Aufklärung. Für den Fall einer solchen Verletzung der Aufklärungspflicht muss der Arzt bzw. das Krankenhaus beweisen,

Zehn Sicherheitstipps

Die Österreichische Plattform Patientensicherheit, ein unabhängiges, nationales Netzwerk, dem alle relevanten Einrichtungen sowie Experten des Gesundheitssystems angehören, empfiehlt im Namen von Krankenhausmitarbeitern, während eines Spitalsaufenthalts folgende Tipps zu berücksichtigen:

- **Stellen Sie Fragen und äußern Sie Ihre Bedenken.** Es ist sehr wichtig, dass Sie Ihre Therapie, Ihre Untersuchungsergebnisse und die Gründe für Ihre Behandlung verstehen. Fragen Sie nach, bis Sie die Antworten wirklich verstehen.
- **Teilen Sie dem Personal Ihre Gewohnheiten mit.** Informieren Sie über Medikamente, die Sie einnehmen, sowie über alternative Behandlungen, Diäten, Nahrungsergänzungsmittel und pflanzliche und homöopathische Arzneimittel, falls Sie solche anwenden. Informieren Sie das Personal auch über allfällige Allergien oder Unverträglichkeiten.
- **Machen Sie sich während Ihres Aufenthalts Notizen.** Führen Sie ein Tagebuch über Ihre Erfahrungen während Ihrer Erkrankung. Für gewöhnlich ist es hilfreich, allfällige Fragen an das Personal niederzuschreiben, damit Sie sich daran erinnern, diese auch zu stellen.
- **Mehrere Ohren hören mehr.** Es ist eine gute Idee, ein Familienmitglied oder eine Person Ihres Vertrauens zum Beratungsgespräch über Untersuchungen und deren Ergebnisse mit dem Arzt mitzunehmen. Das verringert das Risiko eines Missverständnisses.
- **Sie können sich auch von jemand anderem unterstützen lassen.** Für den Fall, dass Sie selbst nicht in der Lage sind, das Arztgespräch zu führen, steht es Ihnen frei, das betreuende Behandlungsteam zu ersuchen, statt mit Ihnen mit einer Person Ihres Vertrauens zu sprechen.
- **Überprüfen Sie Ihre persönlichen Daten.** Vor einzelnen Untersuchungen, Behandlungen oder Medikamenteneinnahmen gleichen Sie bitte gemeinsam mit dem betreuenden Behandlungsteam Ihren Namen und Ihr Geburtsdatum ab.
- **Stellen Sie Fragen zu Ihrer Operation und Behandlung.** Wenn Sie sich einem operativen Eingriff unterziehen müssen, sollten Sie vor der Operation mit dem Chirurgen den Ablauf besprechen. In den meisten Fällen markiert der Operateur an Ihnen jene Körperstelle, an welcher der Eingriff vorgenommen wird.
- **Sagen Sie, wenn Sie Schmerzen haben.** Es ist sehr wichtig, dass alle Ihre Beschwerden bekannt sind – auch wenn diese nicht direkt mit der Erkrankung, wegen der Sie in Behandlung sind, in Zusammenhang stehen.
- **Informieren Sie sich vor der Entlassung über die Nachbehandlung.** Denken Sie daran, zu fragen, wie Ihre Behandlung nach dem Krankenhausaufenthalt fortzusetzen ist und was Sie selbst tun sollen.
- **Es ist wichtig, dass Sie über Ihre Medikamente Bescheid wissen.** Stellen Sie sicher, dass Sie die Namen aller Ihrer Medikamente sowie deren Wirkung und die Art und Dauer der Anwendung kennen. Führen Sie dazu eine Medikamentenliste und informieren Sie sich auch über mögliche Nebenwirkungen und Wechselwirkungen, z.B. mit bestimmten Getränken oder Nahrungsmitteln.

Die Plattform Patientensicherheit bietet für einen sicheren Krankenhausaufenthalt ein ganzes Patientenhandbuch an. Es ist unter www.plattformpatientensicherheit.at gratis herunterzuladen.

dass der Patient auch bei ausreichender Aufklärung die Zustimmung zur Operation gegeben hätte (die Juristen nennen das „Beweislast", ► Seite 105) (Kind 2005).

Schließlich gibt es am Ende des Aufklärungsbogens noch ein Feld für die Unterschrift des Patienten. Damit hat das Formular sozusagen Vertragscharakter. Eine Operation darf wie jede Behandlung nur mit dem Einverständnis des Patienten – bei Kindern sind es die Eltern – durchgeführt werden. Allerdings genügt – außer bei Schönheitsoperationen und bei der Teilnahme an Arzneimittelstudien – auch die mündliche Einwilligung. „Verlagen Sie immer eine Kopie des von Ihnen unterschriebenen Aufklärungsbogens", rät der Kärntner Patientenanwalt Erwin Kalbhenn.

Nichts wie raus

In den letzten Jahren werden Patienten immer früher aus dem Krankenhaus entlassen. Zum einen, weil sich gezeigt hat, dass das lange Liegen im Spitalsbett der Gesundheit nicht unbedingt förderlich ist. Schonendere Operationsmethoden sind weniger belastend für den Organismus, die Erholungszeit ist deshalb kürzer. Außerdem kommt es fürs Spital billiger, wenn die Patienten kürzer drin sind – denn abgerechnet wird nach Fall, nicht nach der Länge des Aufenthalts. Nur positiv ist die kürzere Liegedauer freilich nicht. Eine Studie aus Deutschland hat ergeben, dass Patienten beispielsweise nach Operationen am Hüftgelenk heute in einem schlechteren Allgemeinzustand in die anschließende Rehabilitation kommen als noch vor wenigen Jahren. „Die Reha muss sich heute viel mehr um Medikamente, Schmerzmanagement und Wundbehandlung kümmern als früher", sagt Studienleiter Wilfried von Eiff, Leiter des Centrums für Krankenhaus-Management an der Universität Münster. „Viele Patienten sind in den ersten Wochen nicht rehabilitationsfähig, weil sie etwa offen liegendes Nahtmaterial haben oder noch geklammert sind." (von Eiff 2011). Allerdings werden gerade für Patienten nach Oberschenkelhalsbrüchen oder Hüftgelenkimplantationen immer mehr sogenannte akutgeriatrische Stationen oder solche für Remobilisation geschaffen – denn dieses Problem betrifft hauptsächlich ältere Menschen.

Kürzere Spitalsaufenthalte

In diesen Spezialeinrichtungen werden sie so weit wiederhergestellt, dass eine Rehabilitation möglich ist.

Im Spital wird der Patient meist ein paar Tage vorher bei der Visite darauf hingewiesen, dass der Tag der Entlassung naht. Im Rahmen des Entlassungsgesprächs wird man darüber aufgeklärt, ob und wie die Behandlung draußen weitergeführt werden soll und was dabei besonders zu beachten ist. In gut organisierten Abteilungen bekommt man den Entlassungsbrief gleich mit, in anderen ist es Usus, den Brief per Post zu schicken. Es kann auch sein, dass noch Untersuchungsergebnisse ausstehen, weshalb sich der Brief verzögert oder diese Befunde nachgereicht werden. Der Entlassungsbrief ist Teil der Krankengeschichte, darin angeführt sind der Grund der Aufnahme ins Krankenhaus, die Untersuchungen und deren Ergebnisse, die Behandlung bzw. der Eingriff, gegebenenfalls ein Termin zur Nachkontrolle; auch Hinweise oder Empfehlungen zur weiteren Therapie sollten enthalten sein. Ebenso sollte dem Schreiben eine Medikamentenliste beigefügt sein. Wer diesen Entlassungsbrief erhalten soll, entscheidet übrigens der Patient. Deshalb sollte man beim Entlassungsgespräch angeben, ob der einweisende Arzt oder der Hausarzt den Brief zugeschickt bekommen soll und ob man selbst eine Kopie davon haben möchte (was jedenfalls günstig ist). Da der Arztbrief im medizinischen Fachjargon abgefasst wird, ist die Wahrscheinlichkeit hoch, dass ein medizinischer Laie nicht viel davon versteht und dass es zu falschen Interpretationen des tatsächlichen Gesundheitszustands kommt. Deshalb sollte man den Entlassungsbericht gemeinsam mit dem behandelnden Arzt durchgehen bzw. sich erklären lassen, was die Grundaussage ist.

Entlassungsgespräch und Entlassungsbrief

Im Jahr 2011 hat eine Gruppe von Ärzten in Boston die Qualität der Entlassungsbriefe unter die Lupe genommen: Weniger als ein Viertel enthielten Hinweise auf Entlassungsinstruktionen, Informationen zur Weiterbehandlung oder eine Medikamentenliste. Und, was nicht weiter verwunderlich ist: Diejenigen Briefe, die von unter besonderem Arbeitsdruck stehenden Ärzten abgefasst worden waren, enthielten deutlich weniger wichtige Informationen zum stationären Behandlungsablauf als die Berichte von Ärzten, die nicht so sehr unter Druck standen (Coit et al. 2010). Auch wenn es darüber keine Untersuchungen in Österreich gibt, ist doch anzunehmen, dass die Situation hier ähnlich ist – und nicht besser wird. Denn die Spitalsärzte berichten über zunehmende Arbeitsbelastung.

Qualität der Entlassungsbriefe

Wer kümmert sich?

In manchen Krankenhäusern gibt es ein eigenes Entlassungsmanagement, das von Pflegekräften und/oder Sozialarbeitern durchgeführt wird. Es ist besonders dann sinnvoll, wenn der Patient zu Hause noch Unterstützung braucht. Das kann eine mobile Pflege oder ein Essensservice sein, die organisiert werden müssen, das Ansuchen um Bewilligung einer Rehabilitation oder das Besorgen von Hilfsmitteln wie Rollator oder Rollstuhl. Andere Spitäler wiederum setzen auf das sogenannte Case Management; vor allem in großen Krankenhäusern sind die Abläufe sehr komplex und die Patienten fühlen sich verloren. Case Manager – ebenfalls meist Pflegepersonen oder Sozialarbeiter – haben die Aufgabe, die Patienten im übertragenen Sinn an der Hand zu nehmen und schon während des Spitalsaufenthalts dafür zu sorgen, dass die Kooperation der einzelnen Abteilungen gut funktioniert – beispielsweise, dass der Patient nicht in die radiologische Abteilung gebracht wird und dort dann stundenlang warten muss. Das Ziel ist, trotz Schichtwechsel beim Personal untertags eine Ansprechperson zu haben, die über die gesamte Behandlung informiert ist. Ärzte haben mit solchen organisatorischen Fragen nichts zu tun, sollten dem Patienten aber sagen können, an wen er sich wenden kann.

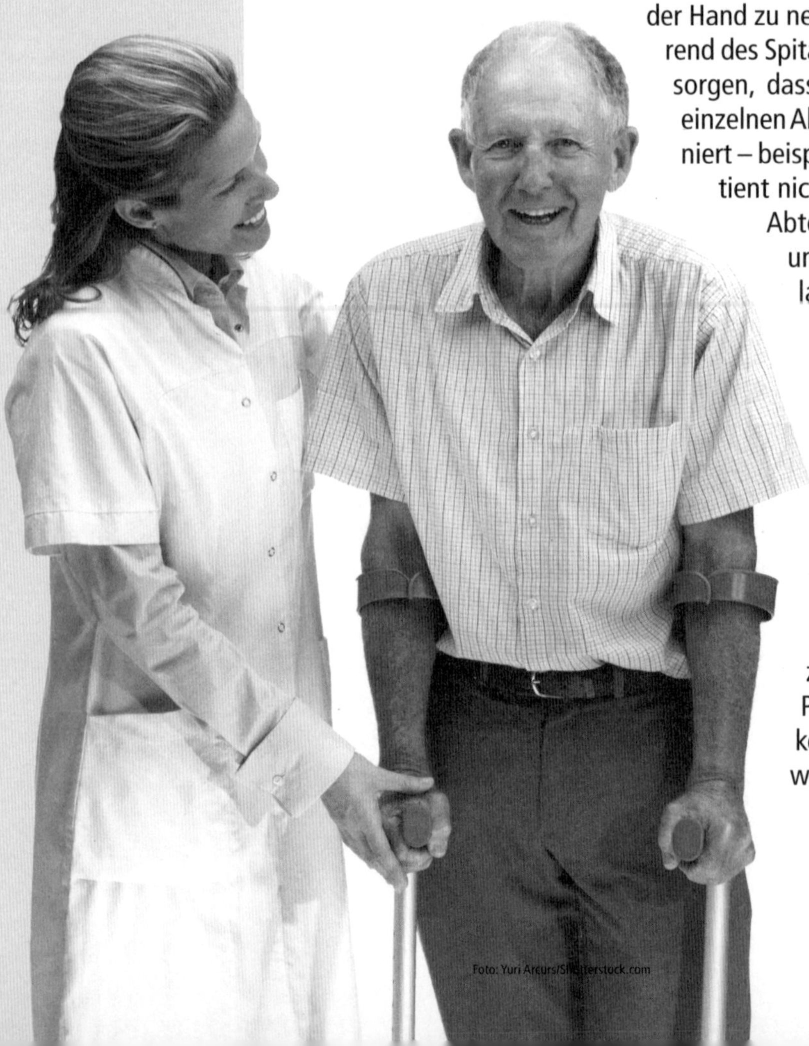

Foto: Yuri Arcurs/Shutterstock.com

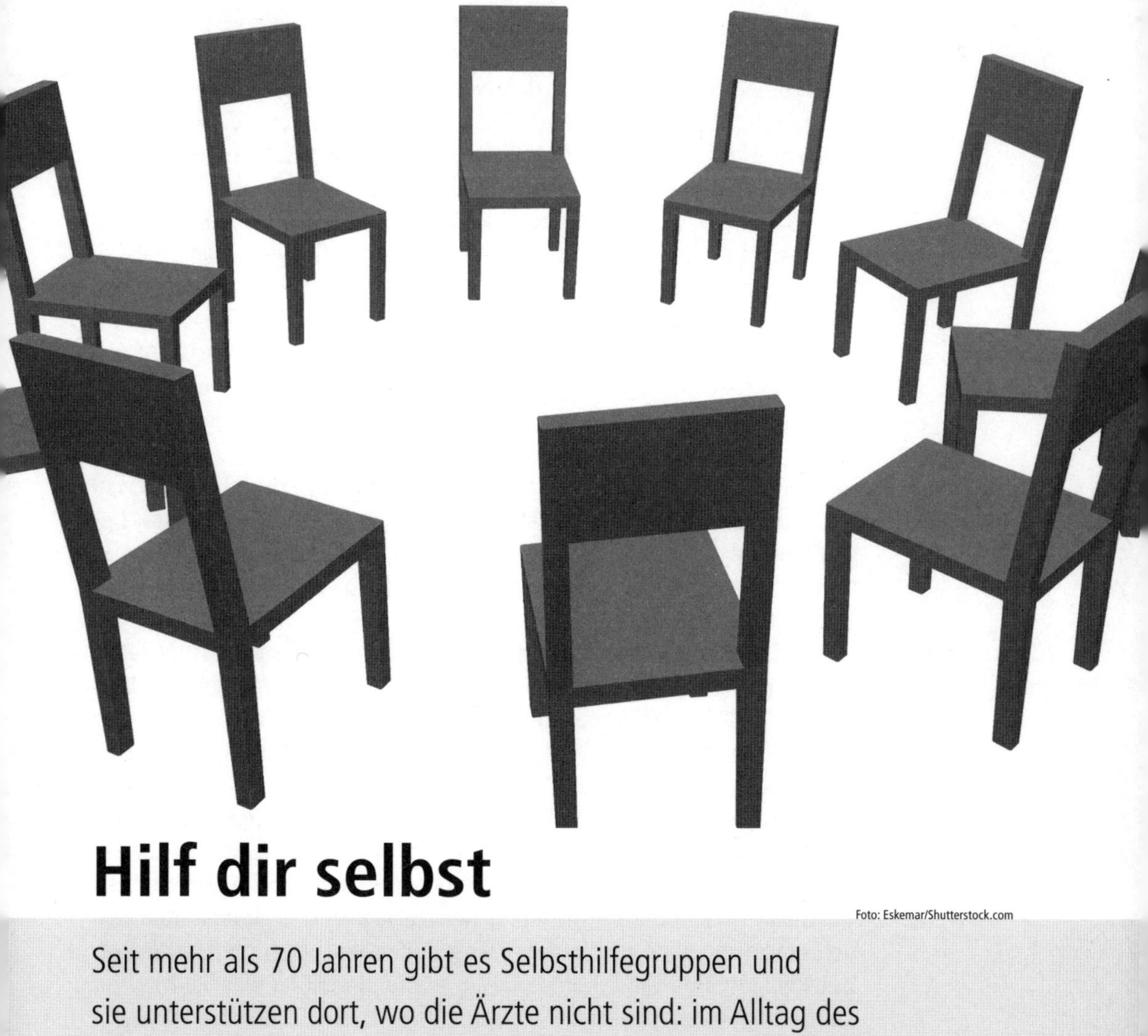

Hilf dir selbst

Foto: Eskemar/Shutterstock.com

Seit mehr als 70 Jahren gibt es Selbsthilfegruppen und sie unterstützen dort, wo die Ärzte nicht sind: im Alltag des (chronisch) Kranken. Wie weit reicht die Hilfe von Selbsthilfegruppen? Wie unabhängig sind sie von ihren finanziellen Förderern? Was halten Ärzte von Selbsthilfe?

In manchen Ländern sind sie die „vierte Säule" der Gesundheitsversorgung: Neben niedergelassenen Ärzten, Krankenhäusern und Rehabilitationseinrichtungen sind Selbsthilfegruppen aus dem Gesundheitswesen nicht mehr wegzudenken. Davon ist Österreich noch ein Stück entfernt, doch auch hierzulande werden Selbsthilfegruppen und -organisationen vor allem für chronisch Kranke immer wichtiger. Gab es beispielsweise 1990 in Kärnten 26 Selbsthilfegruppen, waren es 2011 bereits 169.

Die vierte Säule

Die Idee dahinter: Seine Gesundheit kann jeder Mensch bis zu einem gewissen Grad selbst beeinflussen. Eigeninitiative, Selbstorganisation und Selbstbestimmung sind die Grundlagen dafür, dass Patienten bzw. deren Angehörige lernen, mit der Krankheit besser umzugehen, mehr Lebensqualität zu erlangen und sich im verworrenen und verwirrenden Gesundheitssystem besser zurechtzufinden. Dazu kommt ein Gefühl der Nähe und der Gemeinschaft mit Gleichgesinnten und weiteren Betroffenen, die Verständnis für die Situation der anderen aufbringen, in schwierigen Situationen ermutigen und mit dem einen oder anderen Rat helfen.

Lange Tradition

Eine der ersten Gruppierungen waren die – religiös unterfütterten – Anonymen Alkoholiker, die sich bereits in den 1930er-Jahren in den USA erstmals zusammenfanden und inzwischen Gruppen auf der ganzen Welt haben. Nach dem Zweiten Weltkrieg schlossen sich Kriegsopfer zu Vereinen zusammen und halfen einander, das Leben zu meistern. Später waren vor allem die Frauen aktiv. So ging es den Feministinnen der 1960er- und 1970er-Jahre nicht nur darum, die wirtschaftlichen und gesellschaftlichen Lebensumstände der Frauen zu ändern und die Nachteile gegenüber dem männlichen Geschlecht zu überwinden. Sie richteten ihren Blick auch auf ihre Gesundheit und verlangten die Selbstbestimmung über ihren Körper. Denn jahrhundertelang war die Medizin männlich geprägt gewesen. Das wollten sie ändern. Die Boston Women's Health Group – so nennt sich die Gruppe aus Journalistinnen, Soziologinnen und Anthropologinnen seit damals – ist von einer kleinen engagierten Truppe, die sich am Küchentisch zusammenfand, zu einer Institution in Sachen Frauengesundheit geworden. Ihr Anliegen ist es, Frauen gesicherte (im Fachjargon: „evidenzbasierte") Informationen über sämtliche Themen der Frauengesundheit – von Ernährung bis Wechseljahre, von Geburtsvorbereitung bis Abtreibung – und weiblichen Sexualität zu

Selbsthilfe virtuell

Bei unseren deutschen Nachbarn bereits wesentlich gängiger, hierzulande noch im Anfangsstadium: die virtuelle Selbsthilfe in Form von Internetforen. Sie hat den Vorteil, dass man nicht auf ein vereinbartes Treffen warten muss, sondern immer Gleichgesinnte findet, die im Netz mit Rat und Tat zur Seite stehen. Es gibt auch keine Distanzen zu überwinden, was für Menschen mit körperlichen Einschränkungen oder Angstproblemen hilfreich ist. Auch die Vorbehalte von Menschen, die sich in dörflicher Umgebung mit ihrer Krankheit nicht outen wollen, fallen weg. Und gerade für Patienten mit seltenen Erkrankungen können Internetforen die einzige Möglichkeit sein, sich mit anderen Betroffenen auszutauschen. Etliche Selbsthilfegruppen betreiben mittlerweile auch Internetforen, wo die Mitglieder miteinander kommunizieren können.
Doch es gibt auch ausschließlich virtuelle Foren. Dort weiß man allerdings mitunter nicht, auf wen man tatsächlich trifft. Wer kann schon sagen, wer hinter dem Pseudonym rali7 oder honzo_for_good steckt und ob die Tipps, die man von dort bekommt, sinnvoll sind? Auch ist auf solchen Plattformen, wie überall im Netz, oft nicht zwischen Werbung und anderen Inhalten zu unterscheiden.
Und ein Aspekt, der in der Selbsthilfe sehr wichtig ist, fehlt im weltweiten Netz: „Man kann sich nicht umarmen", sagt Johannes Rampler von der ARGE Selbsthilfe.

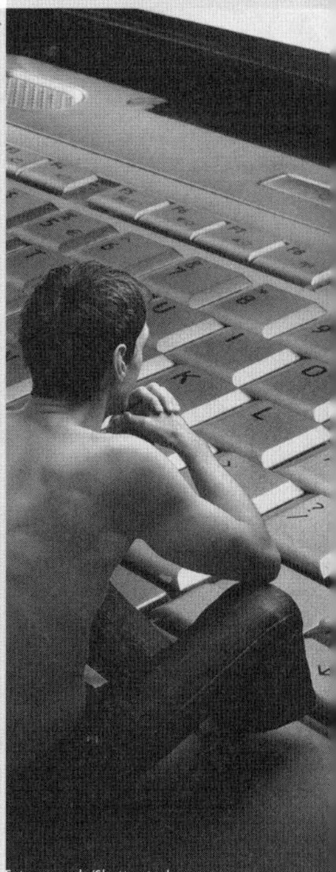

Foto: conrado/Shutterstock.com

liefern, aber auch alternative Versorgungsangebote und Zufluchtsstätten für Gewaltopfer zu schaffen.

Weitere Gruppen, schon bald nicht mehr ausschließlich weiblich besetzte, folgten. Ursprünglich ging es im wahrsten Sinne des Wortes um Selbsthilfe. Ob Asthma oder Diabetes, Rheuma oder Depressionen – bei mehr oder weniger regelmäßigen Treffen wurden Tipps zum Umgang mit meist chronischen Krankheiten gegeben, wurde über Erfahrungen mit Ärzten, Medikamenten oder Medizinprodukten berichtet.

Erfahrungsaustausch

Zu Anfang „haben die Ärzte die Gruppen noch als eine Art Konkurrenz gesehen", sagt Johannes Rampler, Geschäftsführer der ARGE Selbsthilfe. Zuweilen wurden sie als „wilde Patientenhorden" bezeichnet, weil sie den etablierten Medizinbetrieb kritisierten. Doch nach und nach gewannen die Gruppen auch politischen Einfluss. Sie begannen, sich

Wachsender Einfluss

wie Vereine zu organisieren und als veritable Interessenvertretung zu agieren. Vor allem Ende der 1980er-Jahre, als die ersten Wirkstoffe gegen die Immunschwächekrankheit Aids entwickelt wurden, war es auch der zunehmende Druck, der von den Selbsthilfegruppen der HIV-Positiven ausging, der zu einer rascheren Zulassung der Medikamente führte.

Die Gruppen werden professioneller

Überhaupt hat sich das Selbstverständnis der Selbsthilfegruppen in den letzten Jahren geändert. Bezogen sie ihre Wirkung zu Anfang ausschließlich aus dem Laienwissen, so bemühen sich heute viele um eine Erweiterung des medizinischen Fachwissens ihrer Mitglieder und „suchen den Kontakt zu den Multiplikatoren", so Johannes Rampler, „sozusagen, um mit Ärzten ein Gespräch auf Augenhöhe führen zu können". Dazu organisieren sie Vorträge von Experten und weisen in ihren eigenen Zeitschriften, Newslettern oder Websites auf neue wissenschaftliche Erkenntnisse, hauptsächlich in der Behandlung, hin.

Schulung ist wichtig

Damit hat eine Professionalisierung der Gruppen eingesetzt, die auch notwendig ist, da Mitglieder von Selbsthilfegruppen in verschiedenen Gremien des Gesundheitswesens eine Stimme haben. Dort sitzen auch etablierte Interessenvertreter wie Ärztekammerfunktionäre oder Vertreter von Sozialversicherungsträgern, die zumeist hauptberuflich tätig sind. Da könnten Patientenvertreter ins Hintertreffen geraten, wenn sie nicht entsprechend geschult und vorbereitet sind.

Doch diese Professionalisierung wird nicht von allen ausschließlich positiv gesehen. Denn es besteht die Gefahr, dass die Gruppen instrumentalisiert werden – vereinnahmt von wirtschaftlichen oder anderen Lobbys. „Industrie, Sozialversicherung und Ärzteschaft haben jedenfalls große Interessen, dass die jeweils ihnen selbst nützlichen Informationen bei den Betroffenen ankommen", sagt der Psychologe und Sprachwissenschaftler Peter Nowak (2011). Er weist darauf hin, dass das Verhältnis der Selbsthilfegruppen zu Ärzten zwar sehr gut und eng ist, warnt aber auch vor einer möglichen Medikalisierung, die damit einhergehen kann und die dem Grundgedanken der Selbsthilfe und Selbstverantwortung eigentlich zuwiderläuft: Was die Schulmedizin sagt, wird in den Gruppen wichtiger als das, was der Einzelne für sein Wohlbefinden (zusätzlich) tun kann.

Unschätzbares Kapital

Gerade für Pharmafirmen haben Selbsthilfegruppen natürlich unschätzbares Kapital. Chronisch kranke Menschen sind ihr Leben lang auf Medikamente angewiesen und sozusagen die ideale Zielgruppe für das Marketing von Arzneimitteln. In Österreich gibt es 1.600 Gruppen mit gut und gern 250.000 Mitgliedern, in Deutschland 70.000 Initiativen mit drei Millionen Mitgliedern. Wer sie auf seiner Seite hat, kann für seine Produkte von einer gewissen Unterstützungswirkung ausgehen.

Der Druck der Gruppe

Eines der Beispiele aus der jüngsten Vergangenheit: das gentechnisch hergestellte Insulin Glargin. Seit seiner Zulassung 2000 ist es ein pharmazeutischer Renner, zumal es Diabetiker, anders als das humane Insulin, nur einmal am Tag spritzen müssen. Schon lange gab es Sicherheitsbedenken gegen diese und ähnliche sogenannte Analoginsuline. Studien hatten den Verdacht aufkommen lassen, dass sie das Krebswachstum fördern könnten. 2009 wollten deutsche Krankenkassen die Vergütung des Diabetes-Mittels nicht mehr übernehmen, da sich überdies gezeigt hatte, dass es nicht besser wirkte als herkömmliche Insuline, aber wesentlich teurer war. Der Hersteller sah einen seiner größten Umsatzbringer in Gefahr. Ein Sturm der Entrüstung brach los – nicht nur unter den Ärzten, sondern auch vonseiten des Deutschen Diabetiker Bundes, einer der größten und einflussreichsten Selbsthilfegruppen. Ihr Vorstand kritisierte, dass auf Kosten der Lebensqualität von Diabetikern gespart werden sollte, wiegelte sämtliche Bedenken ab und sammelte 180.000 Unterschriften gegen den Plan der Krankenkassen. Selbst weitere Studien, dass Glargin die Krebsgefahr erhöhen könnte, hielten die Patienteninitiative nicht von ihrer Aktivität für das Mittel ab (Grill et al. 2009). Inzwischen haben sich die Wogen geglättet. Das Krebsrisiko konnte in weiteren Studien nicht bestätigt, aber auch nicht ausgeräumt werden. Die deutschen Krankenkassen zahlen für Glargin weiterhin. Der Deutsche Diabetiker Bund, der das Analoginsulin ursprünglich als „ideales Einstiegsinsulin für Typ-2-Diabetiker" empfohlen hatte, erwähnt es allerdings auf seiner Website jetzt nicht mehr.

Abhängig von Förderungen

In Selbsthilfegruppen sind die Organisatoren zwar ehrenamtlich tätig. Doch sie benötigen Mittel, um Broschüren zu drucken, eine Website zu programmieren oder Veranstaltungsräume zu mieten, was nur zu einem geringen Teil aus den – nicht von allen Gruppen – eingehobenen Mitgliedsbeiträgen finanziert werden kann. Während in Deutschland die Selbsthilfe von den gesetzlichen Krankenkassen mit rund 40 Millionen Euro pro Jahr gefördert wird, fehlt in Österreich noch eine einheitliche, gesetzlich verbriefte Grundfinanzierung. Zwar wird in Regierungsprogrammen immer wieder eine öffentliche Unterstützung vorgesehen, doch derzeit kommen die Fördergelder von unterschiedlichen Stellen: dem Gesundheitsministerium, dem Fonds Gesundes Österreich, dem Sozialministerium und der Interessenvertretung der Pharmaindustrie. Das hält den bürokratischen Aufwand in Sachen Abrechnung und Buchhaltung für die ARGE Selbsthilfe nicht gerade klein.

Finanzierung fehlt

Das meiste Geld ist für die Gruppen immer noch bei einzelnen Pharmafirmen zu finden. „Die fehlende Förderung vor allem der bundesweit tätigen Selbsthilfeorganisationen macht Kooperationen mit der Industrie notwendig, um eine kontinuierliche Selbsthilfearbeit sicherzustellen", sagt Monika Maier, Bundesvorsitzende-Stellvertreterin der ARGE Selbsthilfe Österreich und Geschäftsführerin des Dachverbands Selbsthilfe Kärnten (Maier 2012). Um nicht in Abhängigkeit zu geraten oder vor einen Karren gespannt zu werden, setzt die Förderung durch Wirtschaftsunternehmen jedoch klare Vereinbarungen bezüglich der Ziele und Rahmenbedingungen voraus. „Meines Erachtens wird die Selbsthilfe den hohen Stellenwert nur dann erhalten und ausbauen können, wenn sie ihre Unabhängigkeit bewahrt und sicherstellt, dass sie ausschließlich die Interessen ihrer Mitglieder vertritt", sagt Maier.

Klare Vereinbarungen sind Voraussetzung

Transparenz ist auch hier, wie in vielen anderen Bereichen des Gesundheitswesens, das Zauberwort – was allerdings noch nicht bei allen Selbsthilfegruppen angekommen ist. Etliche wollen nicht offenlegen, woher sie ihre Gelder beziehen. Deshalb bemüht sich ARGE-Geschäftsführer Rampler auch darum, dass ein entsprechender gesetzlicher Rahmen geschaffen wird. Zudem sollten Patienteninitiativen selbstbewusst genug sein, Grenzen der Einflussnahme aufzuzeigen, um nicht dazu benutzt zu werden, für ein neues Medikament zu trommeln und damit – mehr oder weniger unfreiwillig – Pharmafirmen dabei zu unterstützen, das Werbeverbot für rezeptpflichtige Medikamente zu umgehen.

Grenzen der Einflussnahme aufzeigen

Wer sich für die Teilnahme an einer Selbsthilfegruppe interessiert, tut deshalb gut daran, nachzufragen bzw. auf der Website der Initiative unter den Rubriken „Über uns" oder „Förderer" nachzusehen, wer die Geldgeber sind und worin die Aktivitäten tatsächlich bestehen.

Die Stimmen der Patienten

Nicht nur die Selbsthilfe, auch die Form ihrer Organisation hat sich in den letzten Jahren rasant weiterentwickelt. Der Unterschied zwischen Selbsthilfegruppen, -organisationen, -dachverbänden ist nicht immer offensichtlich. Eine Erläuterung:

- Selbsthilfegruppen sind lose Zusammenschlüsse von Betroffenen, die primär eine Veränderung ihrer persönlichen Lebenssituation anstreben.
- Selbsthilfeorganisationen sind vereinsmäßig organisierte Zusammenschlüsse, die als Interessenvertretung der Betroffenen Einfluss auf Angebote und Entwicklungen im Gesundheits- und Sozialbereich nehmen.
- Selbsthilfe-Dachverbände sind themenübergreifend und nach dem Vereinsgesetz organisiert.
- Selbsthilfe-Kontaktstellen haben eine Trägerorganisation, beispielsweise den Magistrat einer Stadt.
- Die ARGE Selbsthilfe ist ein vereinsmäßig organisierter Zusammenschluss von Selbsthilfe-Dachverbänden und -Kontaktstellen. Zu ihrem Aufgabenbereich gehört es, die vielfältigen Anliegen und Interessen zu bündeln und sie in einer Sprachrohrfunktion in die entsprechenden Gremien auf Bundesebene einzubringen.

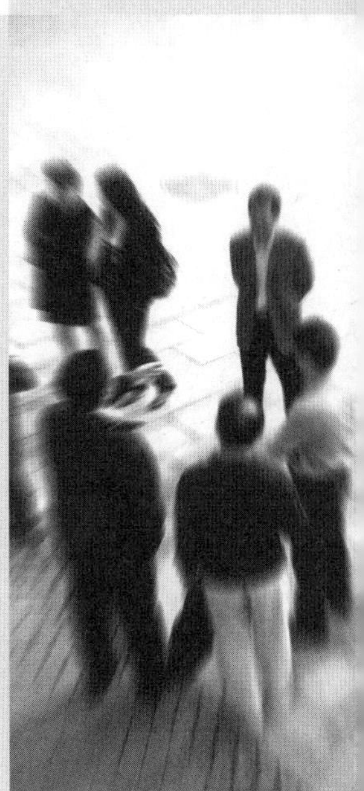
Foto: gyn9037/Shutterstock.com

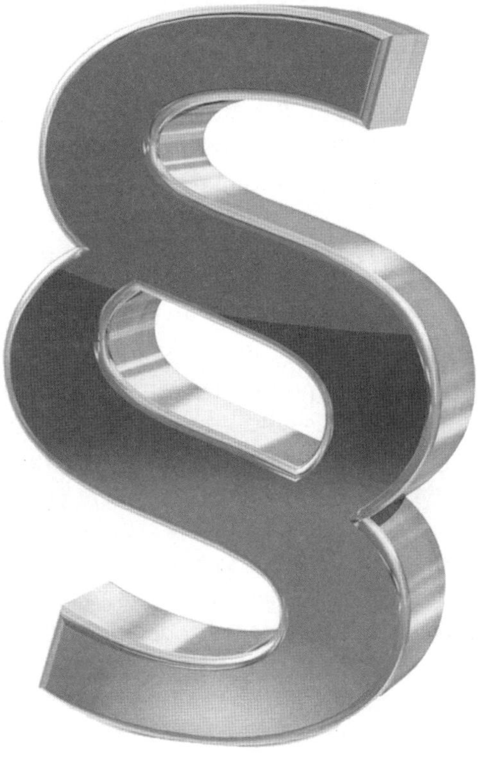

Was Recht ist

Foto: oriori/Shutterstock.com

Nicht jede Behandlung hilft. Und manche schadet mehr, als sie nützt. Wer hilft bei einem Behandlungsfehler? Wie groß sind die Chancen auf Entschädigung? Und was kann die geheimnisvolle ELGA?

Ein Recht auf Gesundheit gibt es ebenso wenig wie eine Garantie auf den Erfolg einer Behandlung. Aber es gibt ein Recht auf angemessene und zweckmäßige Behandlung, und wenn eine ambulante Therapie nicht mehr ausreicht, hat jeder Patient Anspruch auf ein Spitalsbett in einem öffentlichen Krankenhaus. Dass nicht immer alles glattgeht, ist bei der Vielzahl der Fälle – allein mehr als 2,6 Millionen Krankenhausaufenthalte pro Jahr und ein Vielfaches davon an Patientenkontakten bei niedergelassenen Ärzten – nicht verwunderlich, im Einzelfall jedoch schlimm bis tragisch.

Recht auf Behandlung

Wenn eine Behandlung mehr schadet als nützt, ist zu hinterfragen, ob ein Behandlungsfehler vorliegt. Darüber sollte man unbedingt zuerst mit dem behandelnden Arzt sprechen, empfiehlt Patientenanwalt Gerald Bachinger. Hat man immer noch den Verdacht, dass etwas schiefgegangen ist, kann man sich als Patient entweder direkt an das Krankenhaus wenden, an die Schlichtungsstellen der Ärztekammern oder aber an die Patientenantwaltschaft bzw. an den Patientenombudsmann im jeweiligen Bundesland (► Seite 124 f). Auch gilt es zu klären, ob ein Fehler bei der Behandlung oder ein Versäumnis in der Aufklärung vorliegt – denn da ohne die Zustimmung des Patienten nichts läuft, ist bei mangelnder Aufklärung die Frage, ob er sich auch für die Behandlung entschieden hätte, wenn er über alle Risiken und möglichen Nebenwirkungen lückenlos informiert worden wäre (► Seite 67 ff). Und schließlich gilt es herauszufinden, wer für den entstandenen Schaden haftet und ob Anspruch auf Schmerzensgeld besteht.

Behandlungsfehler oder mangelnde Aufklärung?

Wichtig zu wissen ist in diesem Zusammenhang, dass man als Patient bzw. als Angehöriger mit Einverständnis des Patienten Einsicht in die Krankenakte nehmen und eine Kopie verlangen darf. Hier sind die Vorgeschichte der Erkrankung, der Zustand des Patienten zur Zeit der Aufnahme, der Krankheitsverlauf, die Therapiemaßnahmen, die Medikamente, die ärztlichen Leistungen und die Aufklärung des Patienten festgehalten. Diese patientenrelevanten Daten müssen Ärzte dokumentieren, egal ob im Krankenhaus oder in der Ordination.

Behandlungsfehler und Haftung

Liegt tatsächlich ein Behandlungsfehler vor, so hat der Patient Anspruch auf Schadenersatz und Schmerzensgeld; ebenso, wenn ein Schaden durch ein Medikament oder ein Medizinprodukt (beispielsweise ein Röntgengerät) entstanden ist.

Damit der Arzt, der Krankenhausträger, der Hersteller des Medikaments oder Medizinprodukts für einen Behandlungsmisserfolg haftbar gemacht werden kann, müssen allerdings vier Voraussetzungen erfüllt sein: Es muss ein Schaden entstanden sein; die Ursache dieses Schadens muss feststellbar sein (die Handlung oder Unterlassung eines Arztes; die Wirkung oder Nebenwirkung eines Medikaments); der Schaden muss schuldhaft (fahrlässig) zugefügt worden sein; und das Verhalten des Schädigers muss einen Normverstoß darstellen.

Vier Voraussetzungen für Haftung

Zur Durchsetzung von Schadenersatz- und Schmerzensgeldforderungen vor Gericht braucht man einen Rechtsbeistand. Grundsätzlich besteht aber auch die Möglichkeit einer außergerichtlichen Einigung. Dafür haben die Ärztekammern Schiedsstellen eingerichtet. „Im Vergleich zum Zivilprozess können Sie bei einem Schlichtungsverfahren rascher mit einer Entscheidung rechnen", sagt der Anwalt Martin Kind (2005). „Und vor allem haben Sie kein Kostenrisiko zu tragen." In einem solchen Schlichtungsverfahren geht es zunächst darum, das Verschulden nachzuweisen. Ist das nicht möglich und deshalb kein Schadenersatz durchsetzbar, gibt es den Patientenhärtefonds (► Seite 107), in dem gewisse Höchstbeträge für einzelne Schadensfälle vorgesehen sind.

Hilfe im Konfliktfall

Etliche Länder blicken neidvoll auf Österreich, andere haben die Einrichtung bereits kopiert: Österreich gehörte zu den ersten Ländern, in denen Patientenanwaltschaften etabliert wurden. Das sind unabhängige und weisungsfreie Stellen, an die Patienten sich wenden können, wenn der Verdacht besteht, dass die medizinische Behandlung nicht fachgerecht erfolgt ist. Zudem haben die Patientenanwaltschaften, die in manchen

Unabhängig und weisungsfrei

Patientenrechte auf einen Blick

Die Patientencharta ist eine Vereinbarung zwischen Bund und Ländern, die Patientenrechte sowohl in der Gesetzgebung als auch im täglichen Leben zu achten. Die Patientenrechte selbst sind in verschiedenen Gesetzen festgeschrieben, etwa im Allgemeinen Sozialversicherungsgesetz ASVG, im Krankenanstalten- und Kuranstaltengesetz KAKuG oder im Ärztegesetz. Zusammengefasst ergeben sich folgende Rechte für Patienten:

Das Recht auf Selbstbestimmung

- Sie dürfen grundsätzlich nur mit Ihrer Zustimmung medizinisch behandelt werden.
- Sollte bei einer Erkrankung die Möglichkeit bestehen, dass Sie über Ihre Behandlung nicht mehr selbst zu entscheiden vermögen, können Sie im Vorhinein in einer Patientenverfügung festlegen, welche Behandlungsschritte die Ärzte bei Ihnen setzen oder unterlassen sollen.
- Sie können Vertrauenspersonen bestimmen, die in allfällige Entscheidungen einbezogen werden müssen.
- Sie können einen Vorsorgebevollmächtigten bestellen.
- Auch für die Mitbestimmung von Kindern und Jugendlichen gibt es spezielle Regelungen.

Das Recht auf Information über

- Ihren Gesundheitszustand
- alle Möglichkeiten zur Diagnose und Behandlung
- bekannte Risiken und Folgen von Untersuchungen und Behandlungen
- Ihre erforderliche Mitwirkung und Lebensführung für eine erfolgreiche Behandlung
- die Ihnen voraussichtlich entstehenden Kosten

Ihr Arzt muss Sie so informieren, wie es Ihrem Gesundheitszustand, Ihrer Persönlichkeit und Ihrer momentanen Verfassung entspricht. Er muss auf Ihre Fragen eingehen und seine Aussagen für Sie verständlich formulieren. Kinder und Jugendliche müssen je nach ihrem Entwicklungsstand zusätzlich zu ihren gesetzlichen Vertretern informiert werden.

Bei einem Krankenhausaufenthalt: das Recht auf

- Einsicht in Ihre Krankengeschichte
- eine Abschrift oder Kopie Ihrer Krankenakte
- bestmögliche Schmerztherapie
- Kontakte und Besuche
- seelsorgerische Betreuung und psychologische Unterstützung
- bestmögliche Wahrung Ihrer Intimsphäre
- (bei entsprechendem Alter) eine möglichst kindgerechte Ausstattung der Krankenzimmer
- Rücksichtnahme auf einen allgemein üblichen Lebensrhythmus
- ein Sterben in Würde

Quelle: Niederösterreichische Patienten- und Pflegeanwaltschaft (www.patientenanwalt.com)

Bundesländern Ombudsstellen heißen, ein Stimmrecht in der Bundesgesundheitskommission, einem der höchsten Gesundheitsgremien Österreichs. Sie bieten kostenlose Rechtsverfolgung, professionelles Beschwerdemanagement, Vermittlung in Streitfällen und den Versuch der außergerichtlichen Schadensbereinigung an. Zudem sind Entschädigungsfonds eingerichtet worden.

Keine Vertretung vor Gericht

Die Patientenanwälte selbst sind nicht zwangsläufig Juristen: In Kärnten leitet der Chirurg Erwin Kalbhenn die Patientenanwaltschaft, in Wien die Pädagogin und einstige Gemeinderätin Sigrid Pilz. Aber selbst der Jurist Gerald Bachinger, niederösterreichischer Patientenanwalt und gleichzeitig Sprecher der Arbeitsgemeinschaft, kann Patienten nicht vor Gericht vertreten. Das ist in der Geschäftsordnung nicht vorgesehen.

ELGA, das (noch) unbekannte Wesen

Beinahe zehn Jahre hat es gedauert, im Spätherbst 2012 hat der Nationalrat das entsprechende Gesetz beschlossen: ELGA kommt, die elektronische Gesundheitsakte. Obwohl viel Verwirrung darüber herrscht, ist die Sache eigentlich ganz einfach erklärt:

Befunde und gesundheitsrelevante Daten wie Krankengeschichten und Arztbriefe werden schon jetzt elektronisch gespeichert, und zwar bei der Gesundheitseinrichtung, wo sie erstellt werden. Durch die Vernetzung der einzelnen Systeme, die derzeit von Krankenhäusern und Ärzten angewendet werden, soll es ab 2016 möglich sein, dass die Ärzte, die gerade mit der Behandlung eines Patienten beschäftigt sind, für vier Wochen dessen Daten abrufen können. Patienten haben immer Zugang zu ihren Unterlagen. Zentral gespeichert werden die Daten nicht. Und es wird auch jedes Mal protokolliert, wenn sie angesehen bzw. ergänzt werden. Die e-card soll sozusagen der Schlüssel sein, um ins System zu kommen.

Einspruch möglich

Ausnahmen gibt es: Wenn jemand gar nicht will, dass seine Daten abgerufen und eingesehen werden, kann er das bei einer entsprechenden Stelle bekannt geben. Es ist Patienten auch möglich, gewisse Informationen auszublenden, beispielsweise Schwangerschaftsabbrüche oder die Einnahme von Potenzmitteln. Auch niedergelassenen Ärzten ist das

Recht eingeräumt worden, ELGA nicht zu nutzen. Wenn ihnen allerdings ein Behandlungsfehler nachgewiesen wird, der aufgrund der Tatsache verursacht wurde, dass sie die relevanten Daten nicht angesehen haben, haften sie.

Mehrarbeit für Ärzte?

Apotheker sollen ebenfalls bei ELGA dabei sein. Sie sehen allerdings nur die Medikamente, die der Patient nimmt. Für Arbeitgeber und Betriebsärzte, für Versicherungen und Chefärzte von Krankenkassen ist der Zugriff verboten.

Ob alles tatsächlich so reibungslos funktioniert und vor allem, ob die Kosten für die Errichtung des Datenvernetzungssystems im Rahmen bleiben, wird sich erst in ein paar Jahren zeigen. Die Ärzte fürchten jedenfalls, dass eine Menge zusätzlicher Arbeit auf sie zukommt.

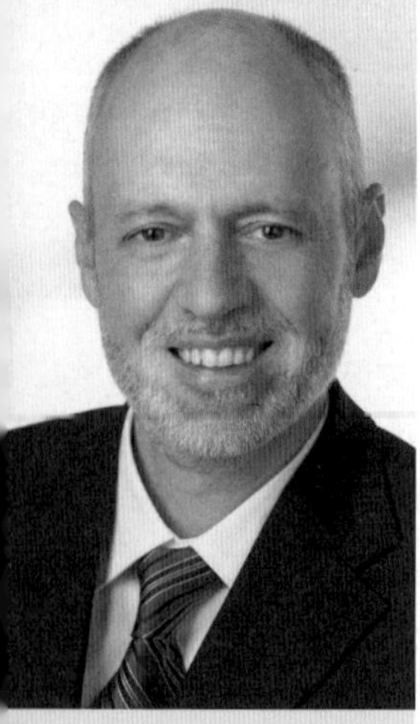

Wertschätzender Umgang

Gerald Bachinger, gelernter Jurist, ist seit 1999 niederösterreichischer Patienten- und Pflegeanwalt und seit 2000 Sprecher der österreichischen Patientenanwälte. Zudem ist er Vorstandsmitglied der Plattform Patientensicherheit und Mitglied der Bundesgesundheitskommission, des obersten Gremiums zur Planung, Steuerung und Finanzierung des Gesundheitswesens. Im Gespräch erläutert er, wie oft Patienten und Ärzte aneinander vorbeireden, warum es besser ist, das Risiko zu kennen, als blindes Vertrauen zu haben, und was man tun sollte, wenn die Chemie zwischen Arzt und Patient nicht stimmt.

KONSUMENT: Was hat sich in den letzten 13 Jahren an den Fällen, mit denen Sie zu tun haben, geändert?

Hauptsächlich Kommunikationsprobleme

Gerald Bachinger: Nicht viel. Nach wie vor geht es in zwei Drittel der Fälle um die Kommunikation zwischen Gesundheitspersonal und Patienten. Das erkennt man allerdings erst, wenn man tiefer gräbt, denn die Patienten kommen mit der Befürchtung, verpfuscht worden zu sein. Meist

ist es dann so, dass es sich um Komplikationen handelt, die vorkommen können, dass es aber im Zuge des Betreuungsprozesses nicht geglückt ist, dem Patienten das zu erklären. Oder es ist nie versucht worden. Oft sind Patienten der Überzeugung, dass es in der Medizin eine Erfolgsgarantie gebe. Wenn ihr Gesundheitsproblem vom niedergelassenen Arzt oder im Krankenhaus nicht gelöst werden kann, meinen viele, es sei etwas schiefgegangen. Das stimmt so nicht.

Patienten reagieren auch sehr sensibel auf nonverbale Zeichen. Eine Patientin, die einen Termin mit ihrem Arzt hatte, um den komplizierten Verlauf ihrer Behandlung zu besprechen, vermutete zum Beispiel, ihr Arzt wolle ihr ausweichen. Als sie im Krankenhaus auf dem Gang stand, begrüßte er sie nämlich nicht gleich, sondern ging in einen anderen Raum. Aber er hatte einfach dort dringend etwas zu tun. Aus ihrer Perspektive sah die Sache eben anders aus. Das wird man nie ganz vermeiden können, aber für das Gesundheitspersonal wäre es wichtig, hier mehr Sensibilität zu entwickeln.

Nonverbale Zeichen

KONSUMENT: Die Anzahl der Beschwerdefälle erhöht sich ständig ...

Bachinger: Ja, aber in den letzten Jahren mit einer Abflachung der Kurve. Wir dürften einen gewissen Plafond der Beschwerdehäufigkeit erreicht haben. Wichtig zu wissen ist, dass die Zunahme der Beschwerden nichts mit schlechter werdender Qualität der Behandlung zu tun hat, sondern vielmehr damit, dass die Arbeit der Patientenanwaltschaft bekannter geworden ist; zudem brechen die Hierarchien weg – in allen Gesellschaftsebenen. Früher durfte diese heilige Ordnung, egal ob in der Schule, beim Militär oder auch im Gesundheitswesen, nicht hinterfragt werden. Das ändert sich. Und das bedeutet, als Arzt werde ich nicht nur deshalb als kompetent wahrgenommen, weil ich ein Stethoskop um den Hals habe und einen weißen Mantel trage. Das bemerken die Ärzte auch.

Mehr Beschwerden

Bei streng hierarchischen Ordnungen ist auch zu bedenken: Vergöttern und verteufeln sind zwei Seiten der Medaille. Wenn der Umgang zwischen Ärzten und Patienten jetzt rationaler und sachlicher wird, wird das Verteufeln auch weniger werden. In Götter hat man unermessliche Erwartungen. Werden die nicht erfüllt, ist die Enttäuschung groß. Wenn die Erwartungen auf ein vernünftiges Maß heruntergeschraubt werden, können Patienten nicht mehr so sehr enttäuscht werden. Natürlich wissen die Menschen durch diverse Medienberichte und Studien, dass Fehler gemacht werden: Jeder tausendste Patient, der im Krankenhaus aufgenommen wird, stirbt aufgrund eines vermeidbaren Fehlers. Aber es ist wichtig, dass es auf diesem Gebiet Transparenz gibt. Die Patienten sollen nicht blindes Vertrauen haben, sondern das Risiko kennen.

Erwartungen herunterschrauben

KONSUMENT: Was raten Sie Patienten, als Erstes zu tun, wenn sie den Verdacht haben, dass etwas schiefgegangen ist?

Bachinger: Ich rate, nichts zu überstürzen, die Sache mit Freunden, dem Partner oder Verwandten durchzusprechen und zu reflektieren, um auch andere Meinungen zu hören. Als Betroffener hat man Scheuklappen, das ist ganz legitim. Bleibt der Verdacht bestehen, muss der erste Weg zum behandelnden Arzt führen. Aus zwei Gründen: Er ist derjenige, der die Krankengeschichte am besten kennt. Und wenn man ein Behandlungsverhältnis mit jemandem hat, muss man auch dieses Rechtsvertrauen haben und ihm die Chance geben, dass er alles erläutert. Man sollte auch nicht gleich mit dem Anwalt drohen. Ein wertschätzender Umgang ist jedenfalls notwendig, den möchte man ja als Patient auch. Allerdings geht es beim Patienten um seinen eigenen Körper, um seine Gesundheit, er ist in einer Ausnahmesituation; da müssen Emotionen erlaubt sein. Beim Professionisten verlange ich Sachlichkeit und Klarheit. Bringt das Gespräch mit dem Arzt nicht weiter, können sich die Patienten an die Patientenanwaltschaften wenden.

Nichts überstürzen!

KONSUMENT: Was halten Sie von Arztbewertungsportalen?

Bachinger: Mir ist es ein Anliegen, dass es in Österreich Bewertungsportale gibt. Ich will das nicht auf die Ärzte fokussieren. Es geht darum, Qualität sichtbar zu machen, auch im Krankenhaus. Subjektive Patientenzufriedenheit ist als Kriterium zu wenig. Es muss auch objektive Kriterien geben, die über die Ergebnisqualität Auskunft geben. Zudem geht es auch um Patientensicherheit – beispielsweise darum, ob es in dem Krankenhaus oder in der Ordination ein Fehlerberichtsystem gibt. Dann ist auch die Zufriedenheit der überweisenden Ärzte ein Kriterium, das über die Qualität Auskunft gibt. Das alles ist sehr kompliziert, und es muss leicht verständlich aufbereitet sein. Dann sollen solche Bewertungsportale eine Orientierung für den Patienten bieten.

Qualität sichtbar machen

KONSUMENT: Als Patientenanwalt waren Sie, anders als die Ärzteschaft und die Datenschützer, von Anfang an für die Einführung der elektronischen Patientenakte ELGA. Was gewinnen Patienten dadurch?

Bachinger: Sie gewinnen Autonomie. Denn das Informationsmonopol der Ärzte wird gebrochen. Die Daten sind dann nicht mehr nur am Behandlungsort, sondern können auch von den Patienten abgerufen werden. Man hört immer wieder das Argument, Patienten könnten unnötig verwirrt oder beunruhigt werden, wenn sie ihre Laborbefunde sehen und da gibt es ein paar Werte, die außerhalb der Norm liegen. Oder wenn im Entlassungsbrief etwas steht, das nach einer furchtbaren Krankheit klingt. Da ist es wichtig, dass Patienten mit ihrem Arzt darüber sprechen. Denn diese Informationen von ihnen fernzuhalten, das wäre ja eigentlich wieder dieser Paternalismus, von dem wir wegwollen. Abgesehen davon verstärkt ELGA den Datenschutz. Denn derzeit wird mit papierenen Patientenakten viel lässiger umgegangen.

KONSUMENT: Und wie würden Sie Patienten empfehlen, ihren Arzt zu behandeln?

Bachinger: Freundlich und wertschätzend. Und wenn die Chemie einmal nicht stimmt, dann sollte man das auf jeden Fall thematisieren.

Service

ABIM Foundation (2012)
Choosing wisely.
An initiative oft the ABIM Foundation

Adamer K (2007)
Wie sinnvoll ist die gänzliche Umsetzung der EU-Arbeitszeitrichtlinie in den österreichischen Krankenanstalten?
Thesis, Steyr

Antes G (2008)
Die Qualität wissenschaftlicher Arbeiten – eine Bewertungshilfe für Journalisten.
Wissenswelten. Wissenschaftsjournalismus in Theorie und Praxis.
Bertelsmann Stiftung, Gütersloh, S 106

Antes G et al. (2009)
Register für klinische Studien.
Bundesgesundheitsblatt Gesundheitsforschung Gesundheitsschutz 52(4): 459 – 462

arznei-telegramm (2004)
MSD in der Sackgasse – jahrelang Risiken von Vioxx verschleiert.
arznei-telegramm. Fakten und Vergleiche für die rationale Therapie 11/2004

Ärztliches Zentrum für Qualität in der Medizin (2009)
So machen Sie das Beste aus Ihrem Arztbesuch.
www.arztcheckliste.de (abgerufen am 12.11.2012)

Bartens W (2012)
Das Fieber der Gutgläubigkeit.
Süddeutsche Zeitung, 13.4.2012

Beckman HD, Frankel RM (1984)
The effect of physician behavior on the collection of data.
Annals of Internal Medicine 101: 692 – 696

Berndt C (2012)
Patientenwunsch bleibt Ärzten oft ein Rätsel.
Süddeutsche Zeitung, 9.11.2012

Buchbinder R et al. (2009)
A randomized trial of vertebroplasty for painful osteoporotic vertebral fractures.
N Engl J Med 361: 557 – 568

Clarke M (2008)
Research misconduct in Austria.
Nature 454: 917 – 918

Coit MH et al. (2010)
The effect of workload reduction on the quality of residents’ discharge summaries.
J Gen Intern Med 26/1: 28 – 32

Czirkovits C et al. (2010)
Bericht zur prä- und postoperativen Patienteninformation und -aufklärung.
Gesundheit Österreich, Wien

Dawson D et al. (1997)
Fatigue, alcohol and performance impairment.
Nature 388: 235 – 236

Degn B (2005)
Das Arzt-Patienten-Gespräch.
Laut gedacht. Wegweiser zur Umsetzung der Patientenrechte.
Niederösterreichische Patienten- und Pflegeanwaltschaft.
www.patientenanwalt.com (abgerufen am 9.11.2012)

Del Canale S et al. (2012)
The relationship between physician empathy and disease complications:
an empirical study of primary care physicians and their diabetic patients in Parma, Italy.
Acad Med 87/9: 1243 – 1249

Deutsches Ärzteblatt (2012)
Patienten in Deutschland vertrauen ihren Ärzten.
Deutsches Ärzteblatt, 5.12.2012
www.aerzteblatt.de/nachrichten/52639 (abgerufen am 6.12.2012)

DISCERN (2000)
www.discern.de/instrument.htm

Doshi P et al. (2012)
The imperative to share clinical study reports:
recommendations from the Tamiflu experience.
PLoS Med 9(4): e1001201

Dubben HH, Beck-Bornholdt H-P (2006)
Der Hund, der Eier legt. Erkennen von Fehlinformation durch Querdenken.
Rowohlt, Reinbek bei Hamburg, S 218f

Egger JW (2012)
Auf dem Weg zu einer „Verständnismedizin".
Der Standard, 30.8.2012

Eiff W von (2011)
Erhöhter Aufwand.
Das österreichische Gesundheitswesen – ÖKZ 8-9/2011

Evers M (2012)
Kampf gegen den Schlendrian. Als erstes Land der Welt unterzieht
Großbritannien seine Ärzte jetzt einer Art TÜV.
Der Spiegel 48/2012

Falkenberg K (2013)
Why rating your doctor is bad for your health.
Forbes, 21.1.2013

Format (2012)
Spitäler werden im Internet kritisch beurteilt.
Format 23/2012

Frosch DL et al. (2012)
Authoritarian physicians and patients' fear of being labeled 'difficult'
among key obstacles to shared decision making.
Health Affairs 31/5: 1030 – 1038

Gaissmaier W (2011)
Die Evidenz transparent machen.
Das österreichische Gesundheitswesen – ÖKZ 4/2011

Gigerenzer G et al. (2008)
Helping doctors and patients make sense of health statistics.
Psychological Science in the Public Interest 8(2): 53 – 96

Glanzer M (2012)
Fehlermanagement im Rettungsdienst.
Das österreichische Gesundheitswesen – ÖKZ 05/2012

Gleichweit S et al. (2011)
Sektorenübergreifende Patientenbefragung.
Bundesinstitut für Qualität im Gesundheitswesen
(im Auftrag des Bundesministeriums für Gesundheit)

Goebel T (2008)
Wo Sie schneller sterben: Fatale Mängel machen den Herztod zu einer Ortsfrage.
profil, 30.3.2008

Goldacre B (2010)
Die Wissenschaftslüge.
Fischer, Frankfurt, S 252

Goldacre B (2012)
Bad pharma. How drug companies mislead doctors and harm patients.
Fourth Estate, London, S 7

Greaves F et al. (2012)
Associations between internet-based patient ratings and conventional surveys of patient experience in the English NHS: an observational study.
BMJ Qual Saf 21(7): 600 – 605

Grill M et al. (2009)
Dünger für Krebszellen.
Der Spiegel 27/2009

Groopman J, Hartzband P (2011)
Your medical mind. How to decide what is right for you.
The Penguin Press, New York

Groth S (2011)
Wissen macht stark und gesund.
Xund, Magazin der steiermärkischen Gebietskrankenkasse 03/2011

Gruber EM (2008)
Arzt-Patienten-Gespräche zu unpersönlich.
http://sciencev1.orf.at/science/news/151088 (abgerufen am 5.12.2012)

Hawliczek R (2012)
Ärztliche Kunst: Evidenz oder Eminenz? Gastkommentar.
Der Standard, 19.10.2012

Hébert PC et al. (1999)
A multicenter, randomized, controlled clinical trial of transfusion requirements in critical care.
N Engl J Med 340: 409 – 417

HLS-EU Consortium (2012)
Comparative report of health literacy in eight EU member states.
The European Health Literacy Survey HLS-EU
www.health-literacy.eu

Hofmann J et al. (2012)
How to dress as a paediatrician?
Acta Paediatrica 101/12: 1260 – 1264

Höller C (2013)
Strengere Gesetze: Wie korrupt sind Ärzte?
Die Presse, 5.1.2013

Huber V (2010) Ohne Blutbild in den OP?
Das österreichische Gesundheitswesen-ÖKZ 6/2010

Kickbusch I (2006) Die Gesundheitsgesellschaft: Megatrends der Gesundheit und deren Konsequenzen für Politik und Gesellschaft.
Verlag für Gesundheitsförderung, Hamburg

Kind M (2005) Mein Recht als Patient.
Verein für Konsumenteninformation, Wien

Kleinert S, Horton R (2008) Retraction – autologous myoblasts and fibroblasts for treatment of stress urinary incontinence: a randomised controlled trial.
The Lancet 372/9641: 789 – 790

Klemperer D (2012) Autoritäres Verhalten von Ärzten verhindert Shared Decision Making.
www.forum-gesundheitspolitik.de (abgerufen am 8.11.2012)

Klemperer D, Rosenwirth M (2005) Shared Decision Making. Konzept, Voraussetzungen und politische Implikationen.
Bertelsmann Stiftung, Gütersloh

Kohn LT et al. (2000) To err is human: building a safer health system.
Committee on Quality of Health Care in America, Institute of Medicine

KONSUMENT (2008a) Ärzte-Test: Wartezeit bei Facharztterminen.
KONSUMENT 2/2008

KONSUMENT (2008b) Beratung bei Zahnärzten: lückenhaft.
KONSUMENT 4/2008

KONSUMENT (2011) OP-Termine. Das kann ins Auge gehen.
KONSUMENT 9/2011

KONSUMENT (2013) Rezepte von DrEd. Finger weg vom Online-Doc.
KONSUMENT 2/2013

Koschuh B (2011) VKI kritisiert Zweiklassenmedizin.
Morgenjournal Ö1, 24.8.2011

Kostis WJ et al. (2007) Weekend versus weekday admission and mortality from myocardial infarction.
N Engl J Med 356/11: 1099 – 1109

Kupfer JM, Bond EU (2012) Patient satisfaction and patient-centered care.
JAMA 308/2: 139 – 140

Langbein K (2008) Report Spezial „Patient Gesundheitswesen".
ORF, 4.11.2008

Langbein K (2012)
Radieschen von oben. Ecowin, Salzburg, S 53

Langewitz WA et al. (2002)
Spontaneous talking time at start of consultation in outpatient clinic: cohort study. British Medical Journal 325: 682 – 683

Lee CN et al. (2010)
Do patients and providers agree about the most important facts and goals for breast reconstruction decisions? Ann Plast Surg 64/5: 563 – 566

Maier M (2012)
Selbsthilfegruppen – ein nicht zu unterschätzendes Potenzial. In: Holzer E et al. (Hrsg) Patientenperspektive. Ein neuer Ansatz für die Weiterentwicklung des Gesundheitssystems. facultas, Wien

Menz F et al. (2012)
Arzt-Patient-Kommunikation: ein großes Missverständnis? Qualitas 2/2012

Mihm A (2013)
Rezepte zum Gelddrucken. Frankfurter Allgemeine Zeitung, 4.1.2013

Moseley BJ et al. (2002)
A controlled trial of arthroscopic surgery for osteoarthritis of the knee. N Engl J Med 347: 81 – 88

Motycka T (2012)
Der Patient in Selbstverantwortung aus der Perspektive eines Arztes. In: Holzer E et al. (Hrsg) Patientenperspektive. Ein neuer Ansatz für die Weiterentwicklung des Gesundheitssystems. Facultas, Wien, S 54

Newman-Toker DE (2009)
Diagnostic errors – the next frontier for patient safety. JAMA 301/10: 1060 – 1062

Niederösterreichische Patienten- und Pflegeanwaltschaft (o.J.)
Praxisleitfaden: Wie finde ich seriöse Gesundheitsinformation im Internet? www.patientenanwalt.com (gratis herunterzuladen)

Nowak P (2011)
Die Stimme der Patienten. Das österreichische Gesundheitswesen-ÖKZ 1-2/2011

OECD (2012)
Health at a glance: Europe 2012. OECD Publishing

Osborn R, Squires D (2012)
International perspectives on patient engagement: results from the 2011 Commonwealth Fund Survey. Journal of Ambulatory Care Management 35/2: 118 – 128

Österreichische Gesellschaft für Qualitätssicherung & Qualitätsmanagement in der Medizin GmbH (ÖQMed) (2009)
Ärztlicher Qualitätsbericht 2009.
Ordinationsevaluierungen gemäß § 118a ff Ärztegesetz.
Initiativen zur ärztlichen Qualitätsarbeit.
www.oeqmed.at (abgerufen am 14.12.2012)

Peterthalner T (2011)
600 Krebs-Tote, weil Staat spart.
Heute, 10.2.2011

Rechnungshof (2011)
Blutversorgung durch die Universitätskliniken für Blutgruppenserologie und Transfusionsmedizin in Wien und Graz.
Bericht, Wien 8/2011, S 154

Rohrmoser L (2011)
Kinderherzchirurgie – Non vadis?
Das österreichische Gesundheitswesen-ÖKZ 10/2011

Rohrmoser L (2012)
Chirurgie ohne Durchblick.
Das österreichische Gesundheitswesen-ÖKZ 1 – 2/2012

Rümmele M (2013)
Radiodoktor: Medizin und Gesundheit.
Ö1, 14.1.2013

Sackett DL et al. (1996)
Evidence based medicine: what it is and what it isn't.
British Medical Journal 312: 71

Safran D G et al. (1997)
Gender differences in medical treatment:
the case of physician-prescribed activity restrictions.
Soc Sci Med 45: 711 – 722

Sator M et al. (2008)
„Seitdem mir der Arzt gesagt hat ‚Tumor' – Das war's."
Arzt-Patient-Kommunikation an der onkologischen Ambulanz.
Eine sprachwissenschaftliche Pilotstudie zu Problemen der Verständigung.
Wien Klin Wochenschr 120/5 – 6: 158 – 170

Schaffler R (2012)
Patienteninteressen und Qualitätsarbeit.
In: Holzer E et al. (Hrsg) Patientenperspektive.
Ein neuer Ansatz für die Weiterentwicklung des Gesundheitssystems.
Facultas, Wien

Schwarz-Musch A (2008)
Trugschlüsse der Patientenzufriedenheit.
Qualitas 2/08

Smolek I (2012)
Empowerment für den Patienten.
Ärzte Woche 35/2012

springermedizin (2012)
Zu wenige Operationen an Salzburgs Spitälern.
www.springermedizin.at (6.12.2012, abgerufen am 17.12.2012)

Statistik Austria (2012a)
Österreichisches Krebsregister.
Stand 24.9.2012

Statistik Austria (2012b)
Spitalsentlassungsstatistik.
Erstellt am 19.11.2012, abgerufen am 7.12.2012

Statistik Austria (2012c)
Spitalsentlassungsstatistik. Null-Tages-Aufenthalte inkludiert.
Erstellt am 19.11.2012, abgerufen am 18.12.2012

Statistik Austria (2012d)
Todesursachenstatistik.
Erstellt am 11.6.2012, abgerufen am 7.12.2012

Stiftung Warentest (2011a)
Der gläserne Doktor.
www.test.de/Arztbewertungen-Das-bringen-die-Portale (abgerufen am 3.12.2012)

Stiftung Warentest (2011b)
Arztbewertungen: Das bringen die Portale.
Test 3/2011

Strasser H et al. (2007)
Autologous myoblasts and fibroblasts versus collagen for treatment of stress urinary incontinence in women: a randomised controlled trial.
The Lancet 369/9580: 2179 – 2192

Thomeczek C et al. (2006)
Fehlermeldesysteme – aus jedem Fehler auch ein Nutzen?
Rechtsmedizin 16/6: 355 – 360

Tinsobin E (2011)
Vertrauen kann man nicht mit dem Messer schaffen.
Der Standard, 18.11.2011

Tolmein O (2009)
Bioethische Bildungspolitik: Risk Literacy wird etabliert.
http://faz-community.faz.net/blogs/biopolitik/archive/2009/04/21/neues-forschungsfeld-in-deutschland-risk-literacy.aspx (abgerufen am 6.11.2012)

Tschachler E (2012)
Bilderland.
Das österreichische Gesundheitswesen-ÖKZ 10/2010

Wagner EH (1995)
The effect of a shared decisionmaking program on rates of surgery for benign prostata hyperplasia.
Medical Care 33/8: 765 – 770

Waitzkin H (1984)
Doctor-patient communication. Clinical implications of social scientific research.
JAMA 252/17: 2441 – 2446

Weeks JC et al. (2012)
Patients' expectations about effects of chemotherapy for advanced cancer.
N Engl J Med 367: 1616 – 1625

Wegwarth O, Gigerenzer G (2011)
"There is nothing to worry about": gynecologists' counseling on mammography.
Patient Education and Counseling 84: 251 – 256
doi: 10.1016/j.pec.2010.07.025

Weisse CS et al. (2001) Do gender and race affect decisions about pain management?
J Gen Intern Med 16: 211 – 217

WHO (2011) Model list of essential medicines.
17th list, March 2011

Wischhof J (o.J.) Interview: Bauchentscheidungen und die Macht der Intuition.
www.zeitzuleben.de (abgerufen am 6.11.2012)

Zeidlhofer J (2012) Partizipative Entscheidungsfindung als Herausforderung für Ärzte und deren Auswirkungen auf die Arzt-Patienten-Beziehung.
Laut gedacht. Wegweiser zur Umsetzung der Patientenrechte.
Niederösterreichische Patienten- und Pflegeanwaltschaft.
www.patientenanwalt.com (abgerufen am 9.11.2012)

Gesundheitsinformation online und Broschüren

www.gesundheit.gv.at

www.medizin-transparent.at

www.cochrane.org (auch: cochrane.at)

www.fgz.co.at

www.patientenanwalt.com

www.gesundheitsinformation.de

www.patienteninformation.de

www.patienten-informationen.de

www.aezq.de

www.gutepillen-schlechtepillen.de

www.medien-doktor.de

www.washabich.de

www.vorsicht-operation.de

Fonds Gesundes Österreich
Aspernbrückengasse 2, 1020 Wien
Tel. 01 895 04 00
E-Mail: fgoe@goeg.at www.fgoe.org
Zahlreiche Gesundheitsbroschüren, hauptsächlich zu den Themen Bewegung, Ernährung und betriebliche Gesundheitsförderung, können auf der Website www.fgoe.org > Publikationen heruntergeladen werden.
Alle Broschüren und Folder werden – sofern nicht vergriffen – auf Wunsch kostenlos zugeschickt (Fax 01 895 04 00-20, Tel. 01 895 04 00, Mo – Fr 9 – 17 Uhr).

Frauengesundheitszentrum
Joanneumring 3, 8010 Graz
Tel. 0316 83 79 98
E-Mail: frauen.gesundheit@fgz.co.at www.fgz.co.at

Bundesminsterium für Gesundheit
Radetzkystraße 2, 1030 Wien
Tel. 01 711 00-0
www.bmg.gv.at
Unter www.bmg.gv.at > Publikationen bestellen stehen etliche Informationen zur Gesundheit zum Download bereit. Die Broschüren können aber auch telefonisch bestellt werden unter: Broschürenservice – BMG, Mo – Fr 8 – 15 Uhr, Tel. 0810 81 81 64 (max. 10 ct pro Minute)

Arzt- und Krankenhaussuche und -bewertung

www.netdoktor.at

www.plattformpatientensicherheit.at

www.spitalskompass.at

www.weisse-liste.de

www.qualitaetskliniken.de

Selbsthilfe

www.selbsthilfe.at (nur online)

ARGE Selbsthilfe
Simmeringer Hauptstraße 24, 1110 Wien
Tel. 01 740 40-2855
E-Mail: arge@selbsthilfe-oesterreich.at
www.selbsthilfe-oesterreich.at

Fonds Gesundes Österreich
Aspernbrückengasse 2, 1020 Wien
Tel. 01 895 04 00
E-Mail: fgoe@goeg.at
www.fgoe.org (> Initiativen > Selbsthilfe)

Patientenrechte

Patientencharta

www.gesundheit.gv.at (> Gesundheitsleistungen > Patientenrechte > Patientenrechte im Überblick > Die Patientencharta)

Patienten-anwaltschaften und -vertretungen

Wiener Pflege-, Patientinnen- und Patientenanwaltschaft
Schönbrunner Straße 108, 1050 Wien
Tel. 01 587 12 04
E-Mail: post@wpa.wien.gv.at
www.wien.gv.at (> Gesundheit > Einrichtungen > Patientenanwaltschaft)

Patienten- und Behindertenanwaltschaft Burgenland
Europaplatz 1, 7000 Eisenstadt
Tel. 057 600-2153
E-Mail: post.patientenanwalt@bgld.gv.at
www.burgenland.at (> Bürgerservice > Bürgerservicestellen > Patientenanwalt)

Patientenanwaltschaft Kärnten
St.-Veiter-Straße 47, 9020 Klagenfurt
Tel. 0463 572 23-0
E-Mail: patientenanwalt@ktn.gv.at
www.patientenanwalt-kaernten.at

Niederösterreichische Patienten- und Pflegeanwaltschaft
Rennbahnstraße 29, 3109 St. Pölten
Tel. 02742 9005-15575
E-Mail: post.ppa@noel.gv.at
www.patientenanwalt.com

Oberösterreichische Patienten- und Pflegevertretung
Bahnhofplatz 1, 4021 Linz
Tel. 0732 7720-14215
E-Mail: ppv.post@ooe.gv.at
www.land-oberoesterreich.gv.at (> Themen > Gesundheit > Oö. Patienten- und Pflegevertretung)

Salzburger Patientenvertretung
Sigmund-Haffner-Gasse 18, 5020 Salzburg
Tel. 0662 8042-2030
E-Mail: patientenvertretung@salzburg.gv.at
www.salzburg.gv.at/patientenvertretung

PatientInnen- und Pflegeombudsschaft des Landes Steiermark
Friedrichgasse 9, 8010 Graz
Tel. 0316 877-3350
E-Mail: ppo@stmk.gv.at
www.gesundheit.steiermark.at (> Kontakt > Service > PatientInnen- und Pflegeombudsschaft)

Tiroler Patientenvertretung
Meraner Straße 5, 6020 Innsbruck
Tel. 0512 508-7702
E-Mail: patientenvertretung@tirol.gv.at
www.tirol.gv.at/patientenvertretung

Patienten- und Pflegeanwalt für das Land Vorarlberg
Marktplatz 8, 6800 Feldkirch
Tel. 05522 815 53
E-Mail: anwalt@patientenanwalt-vbg.at
www.patientenanwalt-vbg.at

Schiedsstellen der Ärztekammern

Schiedsstelle der Ärztekammer für Wien
Weihburggasse 10-12, 1010 Wien
Tel. 01 515 01-1246
E-Mail: painter@aekwien.at
www.aekwien.at (> Patientenrecht > Behandlungsfehler > Schiedsstelle)

Patientenschiedsstelle der Niederösterreichischen Ärztekammer
Wipplingerstraße 2, 1010 Wien
Tel. 01 537 51-270
E-Mail: schiedsstelle@arztnoe.at
www.arztnoe.at (> Patienten-Info > Schiedsstelle)

Schiedsstellen der Ärztekammern

Schiedsstelle der Ärztekammer Burgenland
Johann-Permayer Straße 3, 7000 Eisenstadt
Tel. 02682 625 21
E-Mail: office@aekbgld.at
www.aekbgld.at (> Für Patienten > Patientensicherheit)

Schiedsstelle der Ärztekammer für Oberösterreich
Dinghoferstraße 4, 4010 Linz
Tel. 0732 77 83 71-257
E-Mail: recht@aekooe.or.at
www.aekooe.or.at (> Service >Schiedsstelle für Behandlungszwischenfälle)

Schlichtungsstelle der Ärztekammer für Salzburg
Bergstraße 14, 5020 Salzburg
Tel. 0662 87 13 27-126
E-Mail: aeksbg@aeksbg.at
www.aeksbg.at/patientenbeschwerden

Schlichtungsstelle der Ärztekammer für die Steiermark
Kaiserfeldgasse 29, 8010 Graz
Tel. 0316 8044-0
E-Mail: aek@aekstmk.or.at
www.aekstmk.or.at (> Für Patienten > Schlichtungsstellen)

Schlichtungsstelle der Ärztekammer für Kärnten
St.-Veiter-Straße 34/II, 9020 Klagenfurt
Tel. 0463 58 56-0
E-Mail: aek@aekktn.at
www.aekktn.at (> Organisation > Mitarbeiter > Kammeramtsdirektor)

Schlichtungsstelle der Ärztekammer für Tirol
Anichstraße 7, 1. Stock, 6020 Innsbruck
Tel. 0512 520 58-0
E-Mail: kammer@aektirol.at
www.aektirol.at (> Patientenservice > Schiedsstelle in Arzthaftungsfragen)

Schlichtungsstelle der Ärztekammer für Vorarlberg
Schulgasse 17, 6850 Dornbirn
Tel. 05572 219 00-0
E-Mail: aek@aekvbg.or.at
www.aekvbg.or.at (> für Patienten)

Checklisten des Buches im Überblick

Mit Allergien leben

Sinnvolle Diagnoseverfahren, wirksame Therapiemethoden und viele praktische Tipps sowie ein ausführliches Kapitel über Allergien bei Kindern. Welche auslösenden Allergene es gibt und was von den diversen Wundermitteln, die Heilung versprechen, zu halten ist. Außerdem: Serviceteil mit Adressen und Links und die wichtigsten Medikamente im Test.

ISBN 978-3-902273-75-8
128 Seiten, brosch., € 14,90

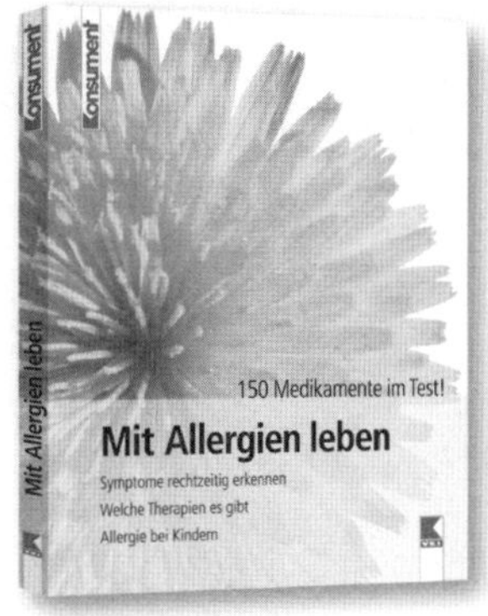

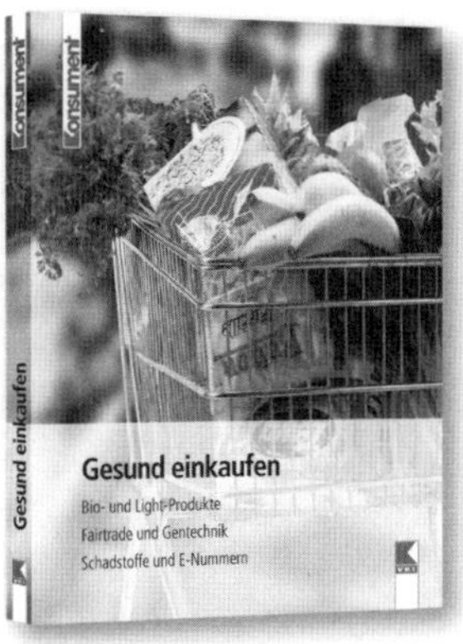

Gesund einkaufen

Qualität bei Obst und Gemüse, Milch, Fleisch und Fisch erkennen. Wie Sie Fertigprodukte in Ihren Speiseplan einbauen und Wissenswertes über Light-Produkte, Functional-Food, E-Nummern und Gentechnologie. Außerdem: Produktionsweise und Herkunft von Lebensmitteln und Gütesiegel.

ISBN 978-3-902273-64-2
152 Seiten, brosch., € 14,90

Wege zur Psychotherapie

Wie lange eine Behandlung dauern kann, was Therapie kostet und wer Anspruch auf Psychotherapie auf Krankenschein hat. Außerdem: Was man tun kann, wenn es zu Konflikten mit dem Therapeuten kommt. Mit vielen Kontaktadressen und zahlreichen Weblinks.

ISBN 978-3-902273-74-1
164 Seiten, brosch., € 19,60

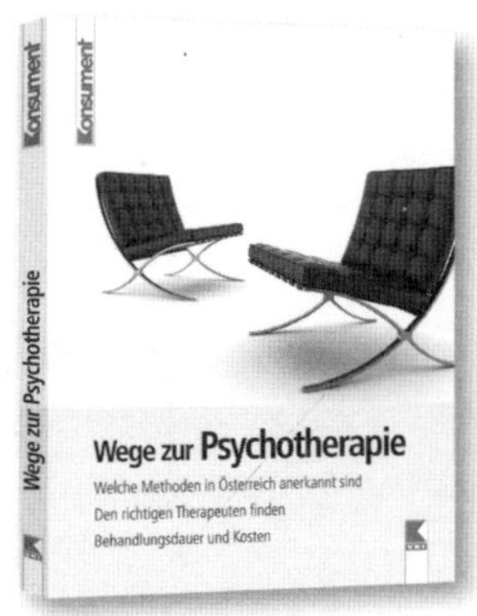

Weitere KONSUMENT-Bücher
im Buchhandel oder im Online-Shop auf www.konsument.at

Pubertät

Pubertät: Das dauert und geht an die Substanz. Das Buch zeigt neben den neuesten wissenschaftlichen Erkenntnissen zum Erwachsenwerden auch Wege auf, um miteinander durch eine der nervenaufreibendsten Phasen im Leben einer Familie zu kommen.

ISBN 978-3-99013-007-0
132 Seiten, Flexcover, € 14,90

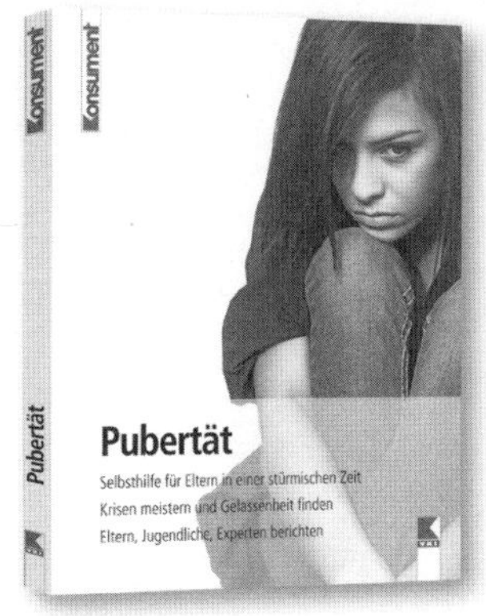

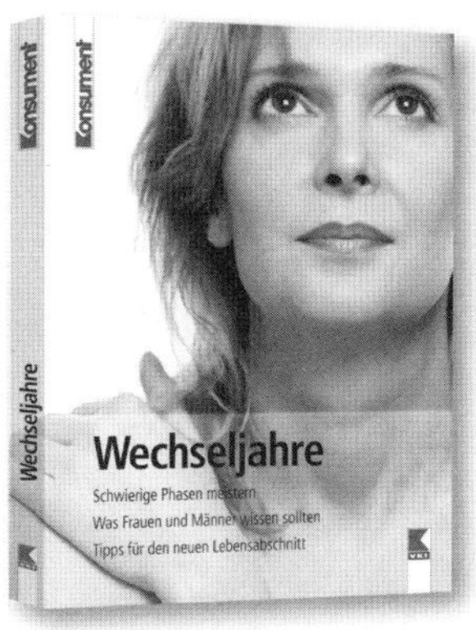

Wechseljahre

Viele Frauen suchen Rat bei Wechseljahrsbeschwerden, doch nur manche finden ihn. Das Buch regt mit vielen praktischen Tipps und angereichert mit den persönlichen Erfahrungen von sechs Frauen dazu an, die Zeit des Wechsels bewusst als einen Lebensabschnitt zu sehen, der auch seine positiven Seiten hat.

ISBN 978-3-902273-85-7
120 Seiten, brosch., € 14,90

Depressionen

Ärzte behandeln die Symptome einer depressiven Störung, doch die eigentliche Krankheit bleibt oft unerkannt. Das Buch zeigt die vielen Gesichter einer Depression und wann Behandlungsbedarf besteht. Außerdem: Wie man sich als Angehöriger am besten verhält und wie man helfen kann.

ISBN 978-3-902273-77-2
144 Seiten, brosch., € 14,90

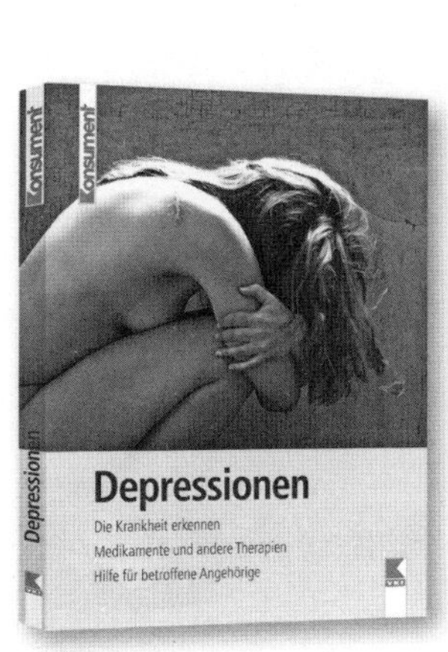

Weitere KONSUMENT-Bücher
im Buchhandel oder im Online-Shop auf www.konsument.at

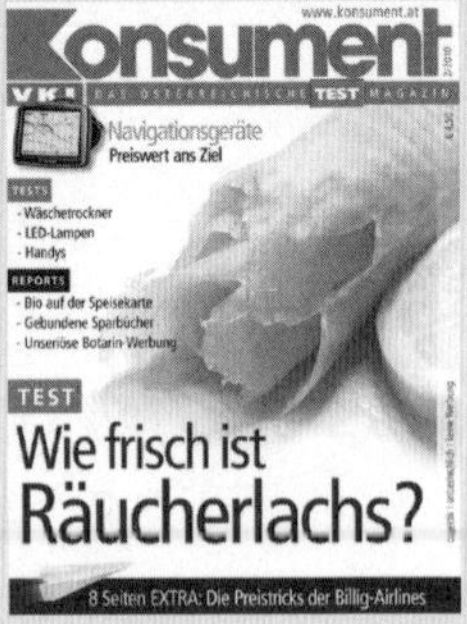

Das österreichische Testmagazin

Ihr Ratgeber für den täglichen Einkauf.
Jeden Monat mit Tests, Reports und Analysen.
Ohne Inserate, deshalb unabhängig von Firmen.
Nur dem Leser verpflichtet.

Beratung & Konsumentenschutz

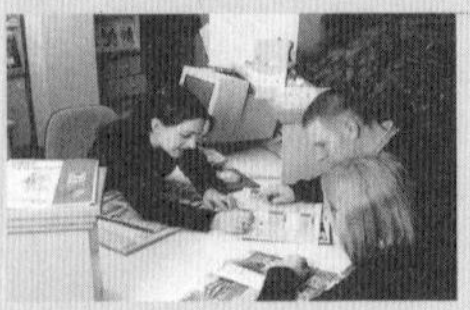

Wir beraten Sie vor und nach dem Kauf.
Und helfen Ihnen, zu Ihrem Recht zu kommen.
In **Musterprozessen** zeigen wir Missstände auf.
Besserer Konsumentenschutz ist das Ziel.

Test-Urteile

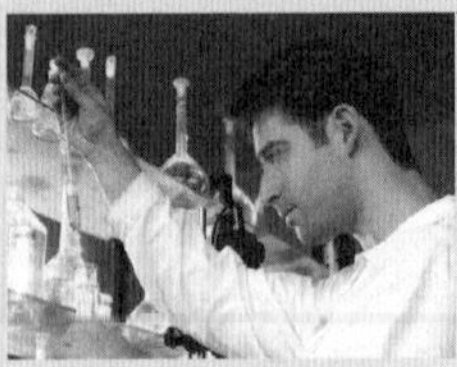

Akkreditierte Prüfstelle
GZ. 92714/314- IX/2/99

Test ist nicht gleich Test.
Nur Konsumentenschutzorganisationen wie der VKI prüfen nach international anerkannten Standards. Deshalb ist auf unsere Testergebnisse Verlass. Die VKI-Labors sind als technische Prüfstelle staatlich anerkannt. Strenge Qualitätsrichtlinien zeichnen unsere Arbeit aus.

Wir sind für Sie da

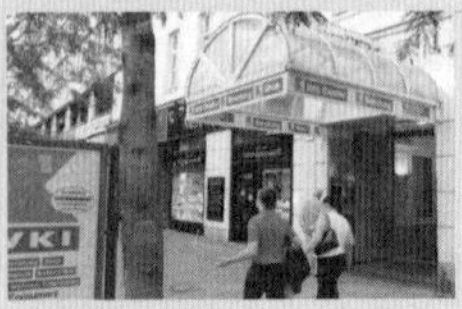

VKI Infoservice
Allgemeine Auskünfte, Info-Folder unserer
Beratungs- und Informationsangebote (kostenlos) Tel. 01 588 77-0
Abonnentenservice, Buchbestellungen Tel. 01 588 774

VKI Beratung (telefonische Hotline; Mo–Fr 9–15 Uhr)
Erster Rat (max. € 0,82/min) Tel. 0900 310 015
Bauen/Wohnen/Finanzieren (max. € 1,36/min) Tel. 0900 410 015

Persönliche Beratung (Terminvereinbarung, Kostenbeitrag € 15.–)
Wien: Mariahilfer Straße 81, Tel. 01 588 77-0 (Mo–Fr 9–16 Uhr, Mo, Mi bis 20 Uhr)
Innsbruck: Maximilianstraße 9, Tel. 0512 58 68 78 (Mo–Do 8–12 Uhr)

Besuchen Sie uns im Internet www.konsument.at